Dr. med. Leonhard Hochenegg
Anita Höhne

Die Kunst, nicht krank zu werden

Trennen Sie sich von der Vorstellung, Krankheit müsse in jedem Fall als Schicksal hingenommen und geduldig ertragen werden! Machen Sie sich statt dessen bewußt, was neueste Erkenntnisse der medizinischen und psychologischen Forschung immer wieder bestätigen: Es hängt weitgehend von Ihnen selbst ab, ob Sie krank werden oder gesund bleiben.

Das Immunsystem und auch die anderen Abwehr- und Selbstheilungseinrichtungen unseres Körpers werden von geistig-seelischen Vorgängen beeinflußt, ja gesteuert. Wir wissen, daß seelische Belastungen, Kummer und Streß krankmachen können, ebenso wie man sich bestimmte Krankheiten einreden kann. Der geistig-seelische Zustand verändert die körperliche Disposition. Das Immunsystem weiß nicht, ob ein Mensch arbeitslos ist, aber die dadurch verursachte Niedergeschlagenheit des Menschen beeinflußt es sofort – und höchst ungünstig.

Aus diesem Buch wird klar, daß man gegen Krankheiten mit Willenskraft vorgehen kann, daß es ein seelisches Training gegen Krankheiten gibt, weil wirksame Vorbeugung genau dort zu beginnen hat, wo die Krankheitsbekämpfung gesteuert wird: in der Seele. Darüber hinaus bietet dieses Buch viele praktische Tips zur Krankheitsvorsorge – von Dr. Hocheneggs speziellen Teemischungen bis zu Abhärtungsmaßnahmen. So können Sie sie erlernen und für sich nutzen: *die Kunst, nicht krank zu werden.*

Dr. med. Leonhard Hochenegg, von der Presse als »der Wunderheiler von Tirol« bezeichnet, hat Medizin und Arzneimittelkunde, also Pharmakologie, studiert und war jahrelang Oberarzt an einem Innsbrucker Krankenhaus. Als Facharzt für Neurologie und Psychiatrie praktiziert er heute in Hall in Tirol.

Anita Höhne, geboren in der Oberpfalz, lebt seit 1964 als Journalistin und Autorin in München. Sie ist seitdem Fachjournalistin für medizinische und parapsychologische Themen und hat bereits mehrere Bücher veröffentlicht, so 1986 den Ariston-Bestseller *»Heiltees, die Wunder wirken«.*

Dr. med. Leonhard Hochenegg
Anita Höhne

Die Kunst nicht krank zu werden

So stärken Sie die Immunabwehr Ihres Körpers

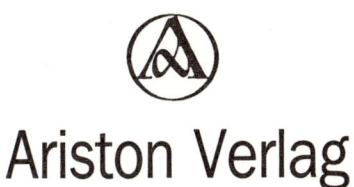

Ariston Verlag

Die Deutsche Bibliothek – CIP-Einheitsaufnahme

HOCHENEGG, LEONHARD:
Die Kunst, nicht krank zu werden: so
stärken Sie d. Immunabwehr Ihres
Körpers / Leonhard Hochenegg;
Anita Höhne. – 6. Aufl. – Kreuzlingen:
Ariston Verlag 1997.
ISBN 3-7205-1457-9
NE: Höhne, Anita;

Gestaltung des Einbandes:
H. + C. Waldvogel, Grafik Design, Zürich
Gesamtherstellung: Ueberreuter Buchproduktion
Printed in Austria 1997

ISBN 3-7205-1457-9

Inhalt

Einleitung

Fangen wir gleich mit einem Katalog von Fragen an, die DR. MED LEONHARD HOCHENEGG in seiner Praxis den Patienten stellt, sofern er ihnen die Antwort nicht ohnedies buchstäblich an der Nasenspitze ablesen kann. Harmlos klingende Fragen sind es, die manchmal auf den ersten Blick nichts mit den Beschwerden zu tun haben, derentwegen ein Patient vorspricht. Aber die Antworten – die können auch Ihr Leben von Grund auf verändern. Denn sie zeigen Ihnen an, wie es mit Ihren Abwehrkräften gegen Krankheiten bestellt ist. Und dadurch werden Sie sich aufgefordert fühlen: Tun Sie etwas für Ihren Körper! Dieses Buch hilft Ihnen dabei – es zeigt Ihnen Dr. Hocheneggs neue Wege zur Krankheitsverhütung und erklärt Ihnen, wie Sie die Selbstheilungskräfte Ihres Körpers stärken können.

Prüfen Sie sich also zunächst selbst.

O Neigen Sie zu Erkältungskrankheiten? Haben Sie häufig Schnupfen, lang andauernden Husten, Entzündungen in den Stirn- und Nasennebenhöhlen?
O Heilen bei Ihnen kleine Wunden schlecht?
O Leiden Sie an Schlafstörungen?
O Sind Sie oft schon am Vormittag müde?
O Wie ist Ihre seelische Verfassung? Neigen Sie zu Depressionen, haben Sie Angstzustände? Ist Ihr Selbstwertgefühl verringert, sind Sie reizbarer, streitlustiger als früher?
O Haben Sie Übergewicht?

Schon ein einziges Ja auf Fragen wie diese ist ein sicherer Hinweis darauf, daß die Abwehrkräfte Ihres Körpers – und damit sein Immunsystem, das diese Kräfte steuert – geschwächt sind: Der Körper ist jetzt besonders anfällig für Krankheiten. Der Begriff »Immunsystem« ist heute weltweit im Gespräch, seit die Krankheit AIDS um sich greift. Ihr Name »*A*quired *I*mmune *D*eficiency *S*yndrome« bedeutet ja nichts anderes als »erworbene Immunschwäche«. *Erworbene* Schwäche   Ist demnach das Immunsystem in unserem Körper, über das vor dem verbreiteten Auftreten von AIDS vor allem nur Ärzte, nicht aber zahllose Normalbürger nachdachten, – ist dieses System der Abwehrkräfte also beeinflußbar? Wenn man Schwächen erwerben kann – kann man sie dann auch ausgleichen, kompensieren, wieder loswerden? Kann man aus Schwächen sogar Stärken machen? Mit Medikamenten, mit dem eigenen Willen?

Ja, man kann es. Und genau deswegen entstand dieses Buch. Es zeigt Ihnen Dr. Leonhard Hocheneggs Behandlungsmethoden und verrät Ihnen seine Rezepte, mit denen Sie jene unerhört wichtigen Abwehrkräfte steigern und die Lücken im Verteidigungssystem Ihres Körpers erkennen und schließen können. Die Behauptung klingt kühn, aber *die Kunst, nicht krank zu werden,* gibt es tatsächlich. Sie ist lehrbar und lernbar!

Dabei wird keineswegs nur von den üblichen Heilmitteln die Rede sein. Zur Vorbeugung und Heilung gehört auch der Einsatz geistig-seelischer Energie, gehören genauso Meditation, Suggestion und – Phantasie! Dr. Hochenegg verordnet sogar das vielleicht ungewöhnlichste und gerade erst wiederentdeckte »Medikament«: das Lachen. (*Wer lacht, lebt länger* heißt ein soeben im Ariston Verlag, Genf, erschienenes Buch von BRANKO BOKUN über die Heilkraft des Humors.) »Erst kommt das Wort, dann die Pflanze, zuletzt das Messer – das lehrte man schon im Altertum«, pflegt Dr. Hochenegg zu sagen.

Vorbeugung aber hat für ihn genau dort zu beginnen, wo die Krankheitsbekämpfung wirklich gesteuert wird – in der Seele. Nicht die Chemie im Körper ist letztlich entscheidend, sondern der Kopf. Dr. Hochenegg kann dabei auf – manchmal recht überraschende – Erfahrungen von Kollegen in aller Welt verweisen. All dies wird er offenlegen, demonstrieren, als Selbsttherapie empfehlen.

Das *Wort* als Heilmittel. Seelisches Training gegen Krankheiten – das soll möglich sein? Daß man sich Krankheiten einreden kann, weiß jeder. Daß man sie sich auch ausreden, mit Willenskraft gegen sie vorgehen kann, werden Sie in diesem Buch erfahren. Und das ist eine der erregendsten Entdeckungen der Medizin von heute. Dr. Hochenegg ist dafür ein höchst kompetenter Mann. Schließlich hat er sich – das muß man vorausschicken – mit Heilkunde in ihrer ganzen Breite befaßt.

LEONHARD HOCHENEGG ist nicht nur Doktor der Medizin und Allgemeinarzt (seit 1967), sondern zugleich ausgebildeter Neurologe und Psychiater, also Seelenarzt. So schrieb er eine ganze Reihe von Abhandlungen über den Zusammenhang zwischen Seele und Krankheit, ebenso über Suchtkrankheiten, Raucherentwöhnung und Leiden, die besonders im Alter auftreten. Gerade weil seiner Ansicht nach nicht selten das seelische Befinden als tiefere Ursache einer Krankheit anzusehen ist, bevorzugt Dr. Hochenegg in diesen Fällen das Heilmittel *Wort* – in Verbindung mit Heilmitteln der *Natur*. Auf diesem Gebiet ist er nämlich ebenfalls Fachmann: Er hat nicht nur dreieinhalb Jahre an einem weltberühmten Institut in Zürich Pharmakologie, Heilmittelkunde, studiert, sondern er ging auch bei LUIS GAISER, einem berühmten Tiroler Kräuterfachmann und Heilpraktiker, in die Lehre. Während eines zweijährigen Forschungsaufenthalts auf den Philippinen erweiterte er außerdem sein naturkundliches Wissen um die Kenntnisse von der Heilkraft tropischer Pflanzen.

Das alles geschah neben seiner normalen Karriere. Er arbeitete als Arzt im Ausland, bevor er zum Oberarzt im Innsbrucker Krankenhaus avancierte. Dann machte er sich selbständig, weil er nicht nur eingefahrene Wege gehen und als Arzt nicht immer nur nach den Vorschriften seines Professors heilen wollte. Er sah mehr Wege als die, die von der Medizin üblicherweise beschritten werden.

Uraltes Wissen und moderne Technik schließen einander nicht

aus, jedenfalls nicht für Dr. Hochenegg. Er verordnet Kräuter –
aber er schätzt auch die Hilfe des Computers: Er entwickelte ein
eigenes Rechnerprogramm für die Zusammensetzung seiner Teerezepte, und er setzt den Computer schon lange dort ein, wo es die
herkömmliche Medizin noch nicht tut, beispielsweise bei der Mes-
sung von Reizpunkten auf der Haut. Neue Techniken und alte
Heilweisen ergänzen und erweitern die üblichen Untersuchungs-
methoden, die gleichfalls zu seinem Alltag gehören.

Ein ungewöhnlicher Mann mit ungewöhnlichen Mitteln. Seine
Erfolge sprechen sich herum, große deutsche Zeitschriften haben
über ihn berichtet. Er geriet sogar in den Ruf, er sei ein Wunderheiler. Viele seiner Patienten sind bereit zu beschwören, daß schon
eine Berührung auf sie wie ein heilender Schock wirke. Er spürt
das Leiden seiner Patienten oft schon bei der ersten Begegnung –
noch vor der Untersuchung. Außergewöhnliches Wahrnehmungs-
vermögen, übernatürliche Kräfte?

Er ist eben alles zusammen: Mediziner, Seelenarzt, Kräuterkun-
diger und wohl auch Wunderheiler. Gerade deshalb waren die Gespräche mit Dr. Hochenegg, die in diesem Buch aufgezeichnet sind
und seinen Gehalt ausmachen, so faszinierend: weil ein Mann
spricht, der die Krankheit von allen Seiten anpackt. Er heilt mit
Wissen, mit Erfahrung und mit Intuition, mit geistigen Kräften
und mit Computern. Er liefert Rezepte für Tees, er verordnet aber
auch Trainingskurse für seelische Kuren. Er hilft, das ganze System der Abwehrkräfte aufzubauen und zu verstehen – aber er
nennt außerdem gezielte Maßnahmen gegen einzelne Leiden wie
Herzkrankheiten, Asthma, zu hohen Blutdruck und viele andere
Gesundheitsstörungen. Nicht erst zum Heilen, sondern schon zur
Vorbeugung. Das gilt sogar für AIDS. Kurzum: Dr. Hochenegg
lehrt in diesem Buch *die Kunst, nicht krank zu werden*.

Auf den folgenden Seiten spricht Leonhard Hochenegg selbst.
Nur das Protokoll der Gespräche stammt von mir. Ich freue mich,
daß es mir gelang, mit absichtsvoll unwissend klingenden Fragen
den Fachmann Dr. Hochenegg zu veranlassen (und genau deshalb
wählte er diesen Weg der Veröffentlichung), alles sehr eingehend
zu erklären und verständlich zu machen, nicht für Experten, son-

dern für Patienten. Dr. Hochenegg verlangt von seiner Gesprächs-
partnerin wie von Ihnen als Leserin oder Leser niemals Wunder-
gläubigkeit, wohl aber Einsicht. Man muß sich zum Beispiel erst
einmal deutlich machen, wie unser Abwehrsystem funktioniert –
um zu verstehen, wie man es stärken kann.

München, im Sommer 1987   *Anita Höhne*

Von Anita Höhne sind
auch folgende Werke im
Ariston Verlag erschienen:

Heiltees, die Wunder wirken
Die Geheimrezepte des Tiroler
Arztes Dr. med. Leonhard Hochenegg
ISBN 3-7205-1399-8

Schönheitstees, die Wunder wirken
Mit Rezepten von Dr. med.
Leonhard Hochenegg
ISBN 3-7205-1541-9

ERSTER TEIL

Erstes Kapitel

Wie das Abwehrsystem in unserem Körper funktioniert

Der große Wissenschaftler MAX VON PETTENKOFER, der die Grundlagen der modernen Hygiene schuf, trank 1890 vor seinen Studenten ein Glas aus, das mindestens eine Milliarde Cholerabakterien enthielt – eine Menge, die nach Aussage von Augenzeugen ausgereicht hätte, mindestens eine Kompanie von Soldaten anzustecken. Das berichten Augenzeugen, und ich erzähle meinen Patienten immer wieder davon. Der zweiundsiebzigjährige Pettenkofer blieb gesund – von leichtem Durchfall abgesehen. Wie ist das zu erklären?

Pettenkofer wollte damals beweisen, daß der Krankheitserreger allein noch nicht die Seuche auslöst, sondern daß andere Umstände hinzukommen müssen. Manches blieb unbeweisbar, doch eines demonstrierte Pettenkofer zweifelsfrei: daß ein gesunder Körper genügend Abwehrkräfte besitzt, um mit einem Bakterienansturm fertig zu werden. Wichtig ist, so hieß es schon damals, die »individuelle Disposition«.

Genau diese »Disposition« als Voraussetzung für das Krankwerden entdeckt die Wissenschaft heute wieder. Zunächst klingt dies wie eine Binsenweisheit: Wer kränkelt, wird leichter krank. Wenn Sie abgespannt und deprimiert sind, dann wächst die Gefahr, daß Sie von einer Krankheit erfaßt werden, die an anderen vorübergeht, denn Ihr Körper ist aufgrund Ihrer seelischen Verfas-

sung anfälliger. Der Gedanke an eine Krankheit löst früher oder
später eine tatsächliche Erkrankung aus. Daß Gesundheit vor
Krankheit schützt, ist ebenfalls eine Alltagserfahrung. Wer als
Europäer beispielsweise schaudernd Bilder von einem Leprakran-
kenhaus in Asien betrachtet oder ein solches gar besucht, wird von
Ärzten die beruhigenden Worte hören, ein guternährter, gesunder
Europäer habe nichts zu befürchten. Wie das? Warum schützen
Impfungen – und warum machen seelische Belastungen manchmal
körperlich krank? Was geschieht überhaupt im Körper, wenn eine
Krankheit sich einschleicht?

Das ist eine Abenteuergeschichte, phantastischer als jedes Mär-
chen. Kein Riesencomputer ist in der Lage zu rekonstruieren, was
der Körper schafft. Hören wir uns diese Abenteuergeschichte an –
sie beweist nämlich nebenbei, daß es möglich ist, das Abwehrsystem vorbeugend zu stärken. Wie gesagt: auch gegen AIDS. Und
dieses Kapitel Biologie, von dem unser Leben abhängt, läßt sich
sogar ohne Fremdwörter wiedergeben.

1. Die wilde Schlacht in unseren Adern

Also – stellen Sie sich vor: Ein Krankheitserreger dringt in Ihren
Körper ein. Jetzt marschieren »Armeen« auf, Verteidigungslinien
werden aufgebaut, Warnsysteme schalten sich ein, Killer, Auf-
räumkommandos rücken aus . . . Wirklich, so ist es! Wann und wo
auch immer der Fremdkörper seinen Weg in den Körper sucht – er
trifft auf patrouillierende Wachen, auf Monster, die sich sofort auf
alles stürzen, was nicht zum Körper des Menschen gehört, den sie
schützen. Die »Monster« sind kleine und große Freßzellen, die
sich den Eindringling kurzerhand einverleiben. Kleine Freßzellen
sterben dabei ab, aus ihnen bildet sich Eiter.

Mittlerweile ist die zweite Verteidigungslinie alarmiert worden.
Sogenannte T-Zellen erkennen und melden weiter, was sich da nähert. Und das sehr genau. Eine andere Art von T-Zellen wird zu
Killern, bohrt sich in den Feind hinein. Das »T« in ihrem Namen
bedeutet übrigens, daß sie in der Thymusdrüse herangereift sind.

Es gibt aber auch noch B-Zellen, die aus dem Knochenmark kommen (»B« – für englisch *bone marrow).*

2. Maßgeschneiderte Abwehrkörper

Diese Zellen vollbringen Wunder und produzieren Abwehrkörper, die genau auf den Angreifer abgestimmt sind. Noch einmal: Es gibt Millionen möglicher Fremdkörper – und für jeden einzelnen produzieren die B-Zellen einen speziellen Abwehrstoff! Er ist maßgeschneidert, auch in seiner äußeren Form. Stellen Sie sich ein Raumschiff vor, das auf ein anderes zutreibt. Ein Kupplungsstück rastet ein – die beiden sind nun fest verbunden. Genau das geschieht in Ihrem Körper. Die B-Zellen schicken Abwehrkörper los, die mit genau passender Kupplung den Eindringling packen, festhalten und unschädlich machen.

Das ist übrigens das Geheimnis des Impfens. Die B-Zellen werden durch eine künstlich erzeugte Krankheit gezwungen, Abwehrkörper zu bilden. Und das merken sie sich. Taucht der gleiche Fremdkörper wieder auf, dann haben sie entsprechende Gegenmittel als Muster schon »auf Lager«, können die Abwehrkörper schneller herstellen.

Entsetzlich, wenn diese Spezialmittel fehlen! Das war einst bei den Indianern der Fall. Ihre Körper hatten nie zuvor Masern erlebt. Als die Europäer sie einschleppten, erlagen die Ureinwohner Amerikas scharenweise dieser Krankheit, die bei Europäern kaum mehr Unheil anrichtete.

3. Heuschnupfen – typisch blinder Alarm

Das Abwehrsystem aus T- und B-Zellen mitsamt den »Freßmonstern« ist nicht immer gleichmäßig kräftig. Es gibt sogar eine *angeborene Immunschwäche:* Wer an ihr leidet, kränkelt ständig. Auch dagegen läßt sich einiges tun. Manchmal reagiert der Körper zu heftig und zu schnell auf Eindringlinge, die eigentlich harmlos

sind. Man spricht dann von *Allergien*. Ein bekanntes Beispiel ist
der Heuschnupfen, eine Überreaktion auf Blütenpollen.

Besonders schlimm ist es, wenn die Abwehrkörper falsch funktionieren und die eigenen Körperzellen angreifen. So entstehen
beispielsweise bestimmte Gelenkerkrankungen oder *Multiple Sklerose*. Wir werden andererseits nie erfahren, wie viele Krankheiten
abgewehrt werden, ohne daß wir dies merken, wenn nämlich T-
und B-Zellen die Fremdkörper spielend und von uns unbemerkt
überwinden. Man mußte übrigens auch Mittel erfinden, um sie
künstlich zu unterdrücken. Sie gehen gegen jeden Fremdkörper
vor, gleich ob es sich um den Teil eines Staubkorns oder um Bakterien handelt. So stoßen sie auch fremde, vom Arzt eingesetzte Organe ab. Herz- und Nierenverpfanzungen – überhaupt *Organtrans-
plantationen* – wurden deshalb erst möglich, als es gelang, das Immunsystem zeitweise kontrolliert abzuschalten.

Und was ist AIDS, die *erworbene Immunschwäche?* Sie ist nichts
anderes als ein Zusammenbruch der Alarmanlage. Eine bestimmte
Art von T-Zellen steuert das Abwehrsystem und alarmiert die B-
Zellen. Genau diese T-(Helfer-)Zellen und keine anderen werden
vom AIDS-Virus außer Kraft gesetzt – und die ganze »Verteidi-
gungsanlage« funktioniert nicht mehr.

Jetzt wissen wir, was in der vordersten Front geschieht. Wir wissen auch, woher die Einzelkämpfer für unsere Gesundheit kommen: aus dem Knochenmark, aus der Milz, aus der Thymusdrüse.
Aber die Steuerung des Systems sitzt natürlich nicht in der Kampf-
linie – die Befehle gehen vom Gehirn aus. Von hier werden Abwehrkräfte erst einmal geweckt, dirigiert, bestätigt, angeregt und
vielleicht wieder gedämpft. Sie würden automatisch funktionieren,
unbeeinflußt vom Menschen, glaubten die Wissenschaftler zunächst, bis man vor kurzem entdeckte, daß das Abwehrsystem sich
durchaus beeinflussen läßt und auch tatsächlich beeinflußt wird –
durch äußere Einwirkungen, durch Medikamente, durch Gifte in
der Nahrung beispielsweise:

○ Erinnern Sie sich noch an das »Glykol«, das von Winzern zeitweise dem Wein beigemischt worden war? 1986 stellte das Institut für Medizinische Mikrobiologie und Hygiene der Techni-

schen Universität München bei Tierversuchen fest, daß Glykol – genauer Diäthylenglykol – die Immunabwehr schädigt.

O Schwermetalle wie Kadmium und Blei, die heutzutage leider verstärkt mit der Nahrung aufgenommen werden, erhöhen die Gefahr von Ansteckungen, denn auch sie – so berichtet das *Zentralblatt für Bakteriologie und Hygiene* – beeinträchtigen die Schutzkräfte des Körpers. Man sollte es beim täglichen Speiseplan bedenken.

O Ganz besonders wichtig aber ist die Erkenntnis, daß die Seele die Abwehrkräfte nicht unbeträchtlich beeinflußt. Lange war dies für nicht möglich gehalten worden, bis 1985 das Ergebnis entsprechender Versuche an Mäusen veröffentlicht wurde, das den Beweis für ein Wechselspiel zwischen Geist und Seele einerseits und Körper andererseits lieferte – für Wissenschaftler eine Sensation. Die *Süddeutsche Zeitung:* »Noch vor wenigen Jahren waren die meisten Immunologen der Ansicht, das körpereigene System der Krankheitsabwehr funktioniere autonom (also selbständig, unbeeinflußt). Einflüsse der Psyche konnten als unwissenschaftlich abgetan werden. Heute sagt GERARD RENOUX – ein bekannter französischer Forscher – was bislang als Ketzerei galt: Das Gehirn ist der eigentliche Organisator der Immunabwehr.

In der Folge überstürzten sich weitere Erkenntnisse auf diesem Gebiet. Ein Experiment überholte das andere. Täglich melden wissenschaftliche Zeitschriften, Datenbanken oder die Mitteilungsblätter von Instituten neue Entdeckungen – und sie laufen alle auf das gleiche hinaus: Zwischen Seele und Abwehrkräften des Körpers besteht ein ständiger Austausch von Signalen. Viele Ärzte wußten das bisher schon aufgrund ihrer täglichen Erfahrung. Jedoch ist im Zeitalter der volltechnisierten Medizin bei so manchem das Gespür für solche Zusammenhänge abhanden gekommen. Jetzt bestätigt die Forschung die Verbindung zwischen Kopf und Krankheit.

O So hängt selbst eine Krankheit wie Herpes – die Bläschen auf den Lippen – mit der Seelenlage zusammen. Wissenschaftler der kalifornischen Universität in San Francisco beobachteten, daß Depressionen und Ärger verstärkt Herpesausbrüche auslösen. Auch hatten Herpeskranke, die an Depressionen litten, weniger Abwehrzellen gegen dieses Leiden als Kranke in ausgeglichenem Zustand. Anfälle von Niedergeschlagenheit beeinflussen immer und sofort das Immunsystem – und sie beeinflussen es höchst ungünstig.

○ Ärzte in Australien und später in New York untersuchten Männer, deren Frauen an Brustkrebs erkrankt waren und starben. Der schwere Kummer führte bei den Männern dazu, daß sich ihre Abwehrkräfte gegen Krankheiten nach dem Tode der Frauen verringerten. Die Amerikaner erklären damit auch ein Phänomen, das oft zu beobachten ist: daß ein Ehepartner nach dem Tod des anderen verfällt und sehr rasch dem Lebensgefährten in den Tod folgt.

○ In Hamburg stellten der Psychologe KARL-HEINZ SCHULZ und der Immunologe DR. ANDREAS RAEDLER bei Patienten, denen eine Darmspiegelung bevorstand, ebenfalls meßbare Reaktionen des Abwehrsystems fest. »Die Abwehrkräfte können durch seelische Einflüsse verringert oder verstärkt werden, das hängt von verschiedenen Faktoren ab«, sagt Schulz – und das ist für viele noch eine unglaubliche Neuigkeit.

○ Prüfungsangst machte sich gleichfalls bemerkbar. Das zeigten amerikanische Experimente. Studenten, die harte Prüfungswochen hinter sich haben, sind auch seelisch mitgenommen und hinterher nachweislich anfälliger gegen Krankheiten. In Hamburg wurden ebenfalls Examenskandidaten beobachtet. Auch hier veränderte Angst die Aktivitäten des Schutzsystems in unserem Körper.

4. Gefährliche Erwartungsangst

Sie können wahrscheinlich aus eigener Erfahrung bestätigen, was hier die Ärzte durch Experimente beweisen. Sicher haben auch Sie schon einmal erlebt, daß sich bei Ihnen typische körperliche Angstsymptome zeigten, obwohl eigentlich nichts geschehen war. Das Herz schlug heftiger, das Blut stieg in Ihr Gesicht, oder Sie wurden – je nach Blutdruck – bleich, Schweiß brach aus: Signale Ihres inneren Schutzsystems, das aktiviert worden war, ohne daß etwas passiert wäre – Sie fürchteten sich ganz einfach nur. Sie mußten vielleicht zum Zahnarzt oder standen kurz vor einem wichtigen Gespräch. Ärzte nennen dies Erwartungsangst.

Wenn Tiere zum Beispiel mit einem Käfig böse Erinnerungen wie Schmerz verbinden, dann zucken sie beim bloßen Anblick ihres Gefängnisses zurück. Der Mensch verhält sich nicht anders. Er aber hat Phantasie und braucht die Gegenstände, vor denen er Angst hat, nicht einmal zu sehen. Die Vorstellung allein genügt – schon treten Angstreaktionen auf. Und körpereigene schmerzdämpfende Stoffe werden vorsichtshalber ins Blut gepumpt. Der Alarmzustand aber wird zur Störung des seelischen Gleichgewichts. Erwartungsangst ist dann so etwas wie »seelischer Heuschnupfen«.

5. Die Gesundheit beginnt im Kopf

Reaktionen im Blut, ausgelöst im Kopf! »Das Herz fällt nicht die Entscheidung, ob der Tod eines geliebten Menschen unerträglich ist, die Leber fühlt keine Scham, das Immunsystem weiß nicht, ob sein Mensch arbeitslos ist oder nicht«, predigten amerikanische Wissenschaftler wie ROBERT ORNSTEIN oder DAVID SOBEL in der Zeitschrift *Psychology Today*. Das kann man fortsetzen: Der Blutdruck kennt keine Abneigung, der Magen und die Galle wissen nichts von Pessimismus, die Zellen nichts von Furcht – aber sie reagieren darauf. Denn die Nervenzellen des Körpers korrespondieren, »reden« sozusagen miteinander. Der Kopf sendet die Signale, und der Körper »handelt« daraufhin. Er schüttet vielleicht körpereigene Mittel ins Blut, die den Schmerz dämpfen oder die Aktivitäten erhöhen. Er dirigiert die Abwehrkräfte – aber wenn er es nicht tut, weil die entsprechenden Signale ausbleiben, kommt es zur Katatrophe.

Wenn uns das bewußt ist, wird uns auch klar, warum Kummer und Streß krank machen können. Der seelische Zustand verändert die körperliche Disposition. Ist beides in Ordnung, verträgt der Körper manchmal auch eine Invasion von gefährlichen Krankheitserregern – siehe Pettenkofer! Und siehe (andererseits) auch jene Studenten, die nach dem Examen mit Grippe ins Bett fielen. Die seelische Belastung hatte ihre Abwehrkräfte aufgebraucht. Und wenn einmal das System geschwächt ist, haben viele Krankheiten freien Zutritt in den Körper – in schweren Fällen sogar Diabetes oder Krebs.

Wir können mit Tees, mit Medikamenten, mit Kuren einiges für die wichtigen Zellen in unserem Blut tun. Das gleiche gilt für die Milz oder das Knochenmark. Aber es wird einleuchten, daß die Vorbeugung in der Kommandozentrale der Krankheitsbekämpfung beginnen muß – im Kopf. Wir müssen dort erst einmal abbauen, was die Abwehrkräfte behindern kann.

Wir brauchen selbstverständlich eine gute körperliche Konstitution. Wir brauchen aber auch eine seelische Ausgeglichenheit und die innere Bereitschaft, Kraft zu sammeln gegen die Krankheit – im Gehirn, im Herzen, nicht nur in den Blutbahnen. Manchmal brauchen wir die Kraft nur, damit wir einige Angewohnheiten loswerden, von denen wir genau wissen, daß sie uns schaden.

Der Weg zur Gesundheit beginnt nicht mit Medikamenten, Tees oder dem guten Ratschlag, nicht mehr zu rauchen. Der Weg beginnt mit dem Training innerer Kräfte. Ihnen wendet sich das nächste Kapitel zu.

Zweites Kapitel

Vorsicht vor seelischen Tiefs!

Wie steht's mit Ihrer seelischen Verfassung? Sind Sie ausgeglichen, harmonisch oder gestreßt und bedrückt? Auch das müssen Sie wissen, wenn Sie Ihrem Körper helfen wollen, gesund zu bleiben oder zu werden. Der nachstehende *Fragebogen* kann Ihnen dabei helfen. Bitte versuchen Sie ganz ehrlich, sich daran zu erinnern, was beispielsweise heute morgen war:

A: Haben Sie Zeitung gelesen oder Radio gehört? Hat Sie irgendeine Nachricht gefreut oder geärgert oder neugierig gemacht – so daß Sie mehr wissen wollen?

B: Oder haben diese Nachrichten Sie eigentlich gar nicht interessiert?

A: Vorausgesetzt, daß Sie nicht gerade in fliegender Eile waren: Haben Sie den einen oder den anderen Artikel halb oder ganz gelesen?

B: Oder legen Sie die Zeitung oder ein Buch schon nach ein paar Zeilen aus der Hand?

A: Wußten Sie sofort, was Sie an diesem Tag tun mußten, wo Sie anzufangen hatten?

B: Oder standen Sie lang herum, ohne zu wissen, was jetzt geschehen sollte?

A: Erledigen Sie Ihre Arbeiten genauso schnell oder so ruhig wie immer?

B: Oder haben Sie manchmal das Gefühl, daß alles länger dauert, jede Arbeit mehr Zeit verlangt?

A: Schlafen Sie in der Regel eine bestimmte Anzahl von Stunden – und schlafen Sie gut?

B: Oder liegen Sie jede Nacht stundenlang wach im Bett?

A: Schmeckt Ihnen das Essen wie immer? Haben Sie Appetit?

B: Oder lassen Sie manchmal auch Ihre Lieblingsspeisen liegen?

A: Ist Ihr Gewicht in letzter Zeit unverändert geblieben – vorausgesetzt, Sie machen nicht eben eine Diät?

B: Oder haben Sie Gewicht verloren, ohne den Grund dafür zu wissen?

A: Es geht Ihnen nicht gut. Ist dann das Befinden meistens morgens ein bißchen besser?

B: Oder bessert sich Ihr Befinden eher zum Abend?

A: Würden Sie sich einen optimistischen Menschen nennen?

B: Oder sind Sie eher voller Zukunftssorgen, voller Angst?

A: Haben Sie eine kräftige, eine helle, eine tiefe oder eine hohe Stimme?

B: Muß man Ihre Stimme eher leise und tonlos nennen?

Auswertung:
Bitte zählen Sie jetzt nur die Ja-Antworten auf die B-Fragen. Wenn Sie genau sein wollen, gehen Sie bitte diese Fragen noch einmal durch, und bewerten Sie dann Ihre Antwort mit bis zu drei Punkten – je nachdem wie eindeutig und klar, wie oft, wie selten, wie genau Ihr Ja gilt.

Haben Sie im Endergebnis *bis zu drei Punkte* erreicht, so ist Ihr seelisches Befinden völlig in Ordnung. Bei *mehr als fünf Punkten* beginnt es langsam besorgniserregend zu werden, und kommen Sie auf *über zehn Punkte,* dann sollten Sie die Fragen, die Sie bejaht haben, bald mit Ihrem Arzt besprechen. Andererseits ist jede positive Antwort auf die A-Fragen aber auch als ein Stein zu werten, mit dem Sie die seelische Ausgeglichenheit wieder aufbauen können.

Natürlich haben Sie gemerkt, worauf die Fragen abzielten. Aus der Punktzahl ist abzulesen, ob Sie lustlos, interesselos, unkonzentriert geworden sind, ob Sie von unkontrollierten Ängsten gequält werden – was sich auch durch Gewichtsveränderungen bemerkbar machen kann. Blicken Sie auch in den Spiegel: Angst und Besorgnis zeichnen sich im Gesicht ab. Denn praktisch jeder Gedanke, der uns durch den Kopf geht, beeinflußt unser Wohlbefinden, unser Verhalten, unsere Haltung und unser Aussehen – und alle Vorgänge in unserem Körper.

Kann man sich einerseits buchstäblich krankärgern, so kann umgekehrt Freude nachweislich gesundmachen. Wohlbefinden erhöht das Wohlbefinden. Ausgeglichenheit, Optimismus, positives Denken bauen das Abwehrsystem auf. Daher sollten wir unser Leben künftig mit mehr Freude erfüllen und uns andererseits bemühen, uns weniger zu ärgern – und vor allem: uns weniger zu ängstigen!

Wie man das erreicht, werden Sie hier noch ausführlich erfahren. Aber Sie müssen den Körper erst einmal bereitmachen für positive Gedanken. Sie sollten deshalb lernen, sich zu entspannen. Probieren Sie dazu gleich die ersten Übungen aus. Es beginnt ohne Medikamente ganz einfach mit dem Atmen.

1. Wie man Energie aus der Luft tankt

Tief Luft holen! Das ist eine Redewendung aus der Umgangssprache. Klar, was sie besagt: Da wird einer von einem Ereignis überrascht, und er atmet tief ein: um Energie in den Körper zu pumpen, um alle Kräfte zusammenzufassen. Beobachten Sie auch

einmal Gewichtheber vor einem Rekordversuch. Die Sportler gehen manchmal minutenlang auf und ab, heftig atmend. Das ist
eine Konzentrationsübung, ein Kräfteaufladen. Dann explodieren
sie förmlich und stemmen in Sekundenbruchteilen gewaltige Ge-
wichte über den Kopf.

Ein- und ausatmen, konzentrieren und entspannen – das tun wir
alle ganz selbstverständlich und unbewußt. Wie man es aber bewußt macht, das will Ihnen dieser Abschnitt unseres Buchs zeigen.
Denn *richtiges Atmen* ist die billigste und einfachste Methode, um
Streß ab- und Kräfte aufzubauen.

Fangen Sie gleich damit an, dort, wo Sie gerade sind. Setzen Sie
sich bequem auf einen Stuhl. Nichts sollte Sie beengen. Atmen Sie
tief ein und aus. Und nun stellen Sie sich vor, sie könnten den
Luftstrom beliebig lenken, in Ihren Körper hinein dirigieren. Zum
Beispiel in den linken Arm. Tief ein- und ausatmen, auf den linken
Arm konzentrieren. Die anderen Körperteile spüren Sie allmählich
kaum noch – aber der linke Arm ist voll in Ihrem Bewußtsein, Sie
spüren jeden Muskel. Doch das ist ein angenehmes Gefühl.

2. Den eigenen Körper entdecken

Wenn Sie diese Übung wiederholen, sollten Sie nun den Luftstrom
nacheinander in jeden Körperteil lenken, besonders dorthin, wo
Sie eine Spannung spüren. Sie werden merken, daß sie bei jedem
Ausatmen ein bißchen geringer wird. Geben Sie sich ganz diesem
angenehmen Gefühl hin.

Noch einmal: Erfühlen Sie auf diese Weise jeden einzelnen Teil
Ihres Körpers. Vielleicht hat er eine Botschaft für Sie, und Sie spüren zum ersten Mal eine Störung, eine Spannung, die Sie bisher
übergangen haben: zum Beispiel die verkrampfte Rückenmuskulatur, den steifen Nacken. Sie werden sich auf diese Weise Ihres
Körpers bewußt. Je besser Sie Ihren Körper erkunden, erfühlen,
desto deutlicher werden dabei seine Botschaften. Bei solchen Entspannungsübungen lassen sich auch Krankheiten, die noch im
Entstehen sind, schneller erkennen, als wenn Sie Ihren Körper –

wie im Alltag üblich – zuwenig beachten. Sie lernen ihn kennen und kontrollieren.

Sie können diese Übung leicht vertiefen. Legen Sie sich flach auf den Boden, nehmen Sie sich in Gedanken jede Muskelgruppe des Körpers vor. Spannen Sie mit voller Absicht die Muskeln an – und nun erleben Sie, wie das ist, wenn Sie die Spannung lösen. Jetzt ist es für Sie ein Spiel, eine interessante Entdeckungsreise in den eigenen Körper. Sie lernen jedoch, sich zu entspannen, wann immer Sie es brauchen – wenn etwa unbeabsichtigt Verkrampfungen auftreten.

Noch etwas Wichtiges geschieht dabei: Sie finden eine neue Einstellung zu Ihrem Körper. Denn Sie wissen jetzt, daß Ihr Inneres genauso greifbar und ansprechbar ist wie Ihre Umgebung. Und Sie werden nach einiger Zeit in der Lage sein, dem Streß von außen und Druck von innen besser zu begegnen als bisher.

Nach solchen Übungen sollten Sie nicht gleich wieder kopfüber in den Alltag springen, um Ihre Arbeit mit Schwung fortzusetzen. Öffnen Sie hinterher langsam Ihre Augen, bleiben Sie eine kleine Weile sitzen. Anschließend werden Sie sich erfrischt fühlen, voll neuer Energie sein.

Jetzt haben Sie die Muskeln entspannt. Und nun tun Sie dies mit Ihrer *Seele* – auf ähnliche Weise. Bitte legen Sie sich auf den Boden, und blicken Sie auf einen festen Punkt an der Decke, den Sie nun nicht mehr aus den Augen lassen. Sie nehmen mit der Zeit immer weniger von der Umgebung wahr, sie verschwimmt, Ihre Lider werden immer schwerer. Wehren Sie sich nicht dagegen! Eine angenehme Welle von Wärme und Ruhe durchläuft Ihren Körper. Lassen Sie sich voll von dieser Welle erfassen, fühlen Sie die Entspannung, die von den Augen ausstrahlt, langsam über das Gesicht und den Hals auf die Brust und hinab zu den Zehen fließt. Auch jetzt lösen sich Spannungen in der Muskulatur – aber nicht nur dort. Allmählich überkommt Sie auch ein Gefühl des Wohlbehagens, des Sichgehenlassens; Frieden und Ruhe ziehen in den Körper ein, Sorgen verschwinden oder werden leichter. Achten Sie während der Übung immer auf Ihre Atmung. Sie muß leicht und locker sein, keinesfalls heftig. Auch hier ist es wichtig, daß Sie die

Übung nicht abrupt abbrechen, sondern langsam in den Alltag zu ruckkehren und die Entspannung sozusagen mitnehmen.

3. *Horchen Sie in sich hinein!*

Als nächstes folgt eine Atem- und Meditationsübung. Mit ihr lernen Sie ein Versinken in sich selbst. Setzen Sie sich dazu bequem hin, aber halten Sie den Rücken gerade. Sie atmen und versuchen, in sich hineinzuhorchen.

Erinnern Sie sich an Augenblicke der Befriedigung, nach einer getanen Arbeit, einem schöpferischen Erlebnis. Bitte entspannen Sie sich – das haben Sie ja mittlerweile schon ein bißchen gelernt. Machen Sie eine geistige Bestandsaufnahme. Beschäftigen Sie Ängste, Sorgen, Freuden, Hoffnungen?

Versuchen Sie die Ängste nicht zu verdrängen – aber entziehen Sie ihnen ganz einfach die Aufmerksamkeit. Konzentrieren Sie dafür Ihre Gedanken aufs Atmen, ganz ungezwungen. Am Anfang hilft es, wenn Sie zählen: eins – einatmen, zwei – ausatmen. Wenn andere Gedanken aufsteigen, wenn Ihr Geist abwandert, sollten Sie nicht ungeduldig sein. Wichtig allein ist das ruhige, lockere, ungezwungene Atmen.

Die Übung darf zehn bis fünfzehn Minuten dauern. Öffnen Sie dann langsam die Augen – Sie werden erfrischt sein. Bei manchen erreicht die Meditation sofort diese Wirkung – andere spüren nicht gleich eine große Änderung. Bitte haben Sie Geduld!

Die folgende erste Übung des *autogenen Trainings* führt Sie mit Sicherheit weiter in Richtung auf das große Ziel der *Entspannung*. Sie erweitert die Blutgefäße von Armen und Beinen, die Muskeln lockern sich. Es ist eine alte, bewährte Übung, mit der Sie verlorene Kräfte wiedergewinnen können.

Machen Sie es sich wieder bequem, lehnen Sie sich dabei zurück. Und nun sagen Sie sich leise, eindringlich: »Ich bin ganz ruhig.« Eine kleine Pause. Jetzt wiederholen Sie den Satz ungefähr eine Minute lang. Dann kann ein neuer Befehl an den Körper folgen. Stellen Sie sich jetzt vor, Sie hätten ein Gewicht in der rechten

Hand. Und Sie sagen sich: »Mein rechter Arm wird immer schwerer.« Wenn das eingetreten ist, darf ein neues Kommando folgen: »Meine rechte Hand wird warm...« – »Mein Atem geht gleichmäßig...« Und zum Schluß: »Ich bin ganz ruhig...«

Üben Sie dies eine Woche lang. Vergessen Sie das einfache Atemtraining nicht. Beides schließt Sie auf für das Neue, das noch kommt. Im nächsten Kapitel werden Sie die große Macht positiver, aufbauender Gedanken kennenlernen.

Drittes Kapitel

Prophezeiungen, die sich selbst erfüllen

1. Geben Sie dem Ärger keine Chance!

Man spricht von Prophezeiungen, die sich selbst ausschließen, aber auch von Prophezeiungen, die sich selbst erfüllen, das heißt, der Umstand, daß sie ausgesprochen werden, ist schon der erste Schritt zu ihrer Erfüllung.

Sehen wir uns dazu zwei Beispiele an. Die Vorhersage »Wenn das Kind weiter zuviel Süßes ißt, werden seine Zähne schlecht« ist in Wirklichkeit eine Warnung, also eine Vorhersage, die sich selbst verhindern will. Sie ist ein Ratschlag, der zugleich eine Drohung ausspricht – um das Angedrohte zu verhindern.

Die *lobende* Prophezeiung andererseits (»Wenn Sie weiter so vernünftig essen, werden Sie schlank werden und bleiben«) setzt ein Ziel, motiviert, spornt an, gibt Kraft, die Prophezeiung zu erfüllen, die man da gestellt hat.

Genau das sollen Sie von heute an tun. Sich positive Ziele setzen. Gedanken entwickeln, die dem Körper helfen. Sich selbst Barrieren einbauen, die krankmachende Gedanken verhindern. Sie sollen seelisch »joggen« – worunter wir jetzt ein Training verstehen, das keinen Gewaltgalopp zur Gesundheit darstellt, sondern eher ein beruhigender Trimmtrab ist. Es soll Ihnen erst einmal helfen, die Kräfte zu sammeln, um dann mit größeren Problemen fertig zu werden.

Nein, es geht nicht, daß Sie jetzt einfach tatsächlich begründete Sorgen verdrängen, sich etwas vorgaukeln und sich suggestiv einreden: »Ich werde reich, ich werde gesund.« Das hilft nichts.

Wenn es einen echten Grund gibt, besorgt zu sein, muß er schleunigst besprochen, geklärt, seelisch verdaut werden. Dazu gehört, daß man sein Leben ordnet, daß man Schwicrigkeiten schnell und entschlossen anpackt, ihnen nicht aus dem Wege geht. Wenn es Ärger gibt, müssen Sie sich ihm stellen. Sprechen Sie aus, was gesagt werden muß, so schnell wie möglich, und räumen Sie den Ärger und den Grund dafür aus der Welt – wenn es geht.

Aber Sie sollten Ärger nicht wiederkäuen! Geben Sie ihm nicht die Chance, Sie unnötig zu quälen oder mehrfach Ihr Blut in Wallung zu bringen – was Ärger bekanntlich tut. Die meisten von uns neigen dazu, ein ärgerliches Ereignis gleich mehrfach im Kopf Revue passieren zu lassen. Sie haben sich einmal geärgert, erzählen davon. Der Ärger wird wieder wach. Da sitzen Sie dann vielleicht allein vor einer Sommerwiese, blicken finster in die Natur, brüten dumpf und erzählen sich selbst wieder und wieder, was passiert ist, was Sie bei dem Streit letzthin dem anderen eigentlich sagen hätten wollen.

Einmal ärgern genügt! Es ist selbstverständlich besser, wenn Sie sich statt der unguten Gefühle lieber eine gute Erinnerung ins Gedächtnis rufen. Bitte denken Sie daran, daß positive wie negative Gedanken chemische Prozesse in Ihrem Inneren auslösen. Eine Vorfreude hilft auch. Das wußte schon der große deutsche Dichter JEAN PAUL. Eine seiner Romanfiguren, der Schulmeister Wuz, handelt ganz im modernen Sinne des positiven Denkens, wenn er sich abends eine Vorfreude für den nächsten Tag beiseite legt: ein paar spannende Seiten aus dem Buch *Robinson* oder einen fränkischen Leckerbissen – eingeschnittene Klöße. Wir gönnen uns dagegen mit der nächsten Übung eine Nachfreude.

2. Erinnerung, die wohltut

Sie entspannen sich völlig und erinnern sich an eine Situation, in
der Sie sich absolut wohl gefühlt haben, in der Sie aufatmeten, die
Beine von sich streckten, das Leben schön fanden. Das kann Jahre
zurückliegen. War da nicht einmal ein Tag, an dem Sie auf einer
Tiroler Gebirgswiese lagen? Die Sonne schien, Sie hatten gut gegessen, waren nach einer Wanderung angenehm müde. Vor Ihren
Augen die schönsten Sommerblumen, im Hintergrund die
Berge . . . Rufen Sie aus der Vergessenheit zurück, was Sie damals
gesehen haben, damals in Tirol – oder auf einer Seereise, bei einem
Fest. Jede Einzelheit ist interessant. Das alte Holz am Zaun beim
Bauernhof. Der Geruch des Meeres. Holen Sie sich die Gefühle,
die Sie damals empfanden, wieder aus den Speichern Ihres Ge-
dächtnisses herauf. Vielleicht fällt Ihnen auch die freundliche Ge-
ste eines Menschen ein, die Sie in guter Erinnerung behalten haben. Oder ein besonders nettes Wort, das Sie lange gefreut hat.
Malen Sie sich diese Bilder, diese Situationen ganz langsam, ganz
gründlich aus. Bildabschnitt für Bildabschnitt. Glauben Sie mir, so
wie Angst Ihren Blutdruck beeinflußt – so wirkt sich auch Freude,
sogar, wenn Sie sie sich nur vorstellen, auf Ihren Kreislauf, auf Ihr
Wohlbefinden aus. Freude, auch im nachhinein genossen, macht
gesünder.

Das gleiche gilt für Komplimente. Den Ärger dürfen Sie nicht
wiederkäuen – aber mit Lob sollen Sie es tun. Nützlich, was Amerikaner raten: Schreiben Sie es sich doch auf, wenn man Ihnen etwas Gutes sagt – und wenn Sie das Gefühl haben, daß es ehrlich
gemeint war. Ein erfreuliches Urteil, eine hübsche Reaktion des
anderen. Ein paar Zeilen, die von Herzen kamen. Situationen, in
denen man Ihnen dankt – und Grund dazu hatte. Gelegentlich
sollten Sie dann auch in diesen Notizen blättern.

Jeder positive Gedanke tut Ihnen gut, ein gutes Beispiel übrigens nicht minder. So wurden bei Studenten, die einen Film über
das segensreiche Wirken von Mutter Teresa in Kalkutta sahen, anschließend tatsächlich verbesserte Abwehrkräfte festgestellt! Das
gute Beispiel regte an – auch die chemischen Prozesse im Körper

des Zuschauers. Das mag zwar beinahe priesterlich klingen, ist
aber naturwissenschaftlich belegbar. All das, was Sie für andere
tun, kann auf Sie im positiven Sinn zurückwirken. »Selbst wenn
Sie nur ein Haustier oder Zimmerpflanzen liebevoll pflegen, hat
das positive gesundheitliche Auswirkungen«, lehren heute Psycho-
logen. Hier paßt eine alte, etwas abgewandelte Volksweisheit:
»Was du willst, daß man dir tu, das füge auch den andern zu!«
    Positive Gedanken sind sogar meßbar. Ich benutze dazu ein Ge-
rät, das die feinsten Gehirnströme sichtbar macht, indem es sie in
Zahlen beziehungsweise in geometrische Figuren übersetzt, die
dann auf einem Bildschirm erscheinen. Wenn ein Mensch in Ruhe
und Ausgeglichenheit nachdenkt, wenn er gelassen ist, zeichnet
das Gerät große Dreiecke oder Quadrate. Steigt Unruhe auf, werden die Figuren kleiner. Ich wende es an, um Studenten zu helfen,
Prüfungsängste abzubauen. Jeder kann sich an dem Gerät selbst
kontrollieren, während er sich beruhigende Gedanken suggeriert,
beispielsweise: »Ich sitze an einem See, blicke weit übers Wasser.«
Beruhigt das? Man kann es am Meßgerät erkennen, welcher Gedanke sozusagen »ankommt« – und der wird dann immer wiederholt. Ein anderer Befehl kann lauten: »Ich bin ganz ruhig – die
Quadrate wachsen langsam, wachsen weiter...« Und die Quadrate werden größer! Ruhe stellt sich ein! Das funktioniert jedoch
nicht bei allen. Etwa fünfzig Prozent meiner Patienten sprechen
darauf gut an, zwanzig Prozent teilweise, dreißig Prozent reagieren
nicht.

3. Wer gesellig lebt, lebt länger

Entspannung und Zuwendung zu anderen zahlen sich jedenfalls
aus. In Amerika hat man dies durch Experimente in einem Alten-
heim untermauert. Eine Testgruppe erhielt die Möglichkeit, an
einem Entspannungstraining teilzunehmen. Der anderen wurden
verstärkt soziale Kontakte verschafft, indem man für Geselligkeit
sorgte. Und die dritte Gruppe lebte weiter wie bisher. Alle Testper-
sonen wurden dabei sorgsam untersucht.

Die Blutproben bewiesen: Entspannung und aktives Leben erhöhen die Schutzkräfte in unseren Adern – wobei Entspannungsübungen sich besonders positiv bemerkbar machen. Wer gesellig lebt, lebt jedenfalls länger.

Ähnliche Erfahrungen machte man in einer kleinen amerikanischen Stadt, in der vorwiegend italienische Einwanderer leben. Hier wie in den Orten der Umgebung gab es ungefähr gleich viele Übergewichtige, gleich viele Raucher, gleich viele Menschen mit zu hohem Blutdruck. Überall also die gleichen Risikofaktoren. Aber die Zahl der daraus resultierenden Erkrankungen lag bei den Einwanderern manchmal bis zu vierzig Prozent unter dem Landesdurchschnitt. Die Italiener lebten vergnügter, herzlicher, entspannter, waren fester in Familien eingebunden. Sicher verspürten auch sie oft genug Ärger, aber sie kannten mehr Liebe als ihre gestreßten nordamerikanischen Nachbarn. Wen wundert es, daß das Abwehrsystem des Körpers bei den US-Bürgern aus Italien augenfällig besser funktionierte?

Und die Schlußfolgerung für Sie selbst? Natürlich, die Welt ist voller Anlässe, die Ihnen Kummer machen können. Aber das kann und darf Sie nicht davon abhalten, sich auch positive Ziele zu setzen, Positives zu tun, positive Beispiele zu verfolgen, gute Gedanken aufzusaugen – und sie aufzubauen, indem Sie Ihre Zuneigung an andere abgeben. Und zum positiven Denken gehört es eben auch, fröhliche Kontakte zu anderen suchen. Fröhlichkeit sollte ohnedies öfter verordnet werden – sie könnte so manches Mal die Verschreibung eines Medikaments überflüssig machen. Lachen kann Erstaunliches bewirken, wie das nächste Kapitel zeigen wird.

4. Auch Lachen ist ein Heilmittel

Gerade haben wir mit einem Mann telefoniert, der sich buchstäblich gesund gelacht hat: Er – NORMAN COUSINS, zweiundsiebzig Jahre alt – war eben von einer großen Reise aus New York nach Los Angeles zurückgekehrt, wo er lebt, lehrt, schreibt, forscht, Vorträge hält. Sein Name steht in vielen Lexika, und er wird nicht nur mit ein paar Zeilen abgehandelt. Denn früher war er einer der markantesten und bekanntesten Journalisten Amerikas, mit einem nicht unerheblichen politischen Einfluß.

Als ihn Mitte der sechziger Jahre eine Lähmung überfiel, die ihn zeitweise fast völlig bewegungsunfähig machte, erfuhr sein Leben eine tiefgreifende Wandlung. Die Lähmung wurde begleitet von Fieber und starken Schmerzen, die Ärzte gaben ihm nur eine geringe Chance, wieder gesund zu werden. Das aber akzeptierte Norman Cousins nicht. Er nahm sein Leben selbst in die Hand – und verblüffte die Ärzte.

»Ich machte die fröhliche Entdeckung, daß zehn Minuten herzlichsten Gelächters schmerztötend wirkten und mir mindestens zwei Stunden schmerzfreien Schlafs verschafften.« Und so verschrieb er sich instinktiv die richtige Kur. Er überredete die Schwester, ihm heitere Kurzgeschichten vorzulesen, und er sah sich alte Kopien der Fernsehserie *Versteckte Kamera* und Filme der MARX BROTHERS an. Und er lachte und lachte.

»Vielleicht handelte es sich um einen Placeboeffekt«, sagt COUSINS. Damit ist die indirekte Heilwirkung eines von der Substanz her unwirksamen Scheinmedikaments gemeint, eine Wirkung, die deshalb eintritt, weil der Patient an die Echtheit und Heilkraft des Mittels glaubt. Aber wenn es hier vielleicht auch Einbildung war, so hat sie jedenfalls Erfolg gehabt. Cousins wurde wieder gesund, er begann sein zweites Leben, seine zweite Karriere, sein zweites Studium. Er wurde Professor der Medizin und beschäftigt sich heute mit seinem Forschungsteam an der Universität von Los Angeles mit den Auswirkungen seelischer Kräfte auf das Abwehrsystem des Körpers. Jetzt beweist er mit wissenschaftlichen Methoden, was er an sich selbst noch recht laienhaft erprobte: daß zur erfolgreichen Heilung der Wille des Patienten gehört.

Er warnt jedoch, und dies sei ernsthaft hier wiederholt: »Der seelische Kampf gegen die Krankheit *darf* und *kann* die medizinische Behandlung nicht ersetzen. Doch der Arzt kann nur die Hälfte der Arbeit tun – die andere bleibt dem Patienten überlassen.« Mit Lachen, positivem Denken und Entspannung kann der Kranke zu seiner Heilung sehr viel beitragen und die Arbeit des

Arztes unterstützen. Vielleicht wird die Medizin auch erst dadurch richtig wirksam. Reden Sie einmal darüber mit Ihrem Arzt, denn Erfolge kommen erst aus der Zusammenarbeit, und Lachen kann selbstverständlich nur ein Teil der Behandlung sein.

Unter meinen Patienten waren bisher zwanzig bis dreißig Personen, denen Lachen ebenfalls geholfen hat. Eine fünfundzwanzigjährige Patienten blieb mir dabei in besonders guter Erinnerung. Für sie war bereits ein Operationstermin wegen ihrer Magengeschwüre angesetzt worden, als ich gemeinsam mit der Patientin ein kleines therapeutisches Programm ausarbeitete: Die Patientin sollte das tun, was ihr besonders Spaß machte – Witze niederschreiben, sie sogar in Versform bringen oder dergleichen mehr. Ich hätte sie natürlich sofort an den Chirurgen weiterüberwiesen, wäre ihr Zustand unverändert geblieben. Aber es ging ihr besser und besser, sie brauchte nicht operiert zu werden. Und heute schickt sie mir noch immer heitere Verschen. Trotzdem – bitte Vorsicht: Im Ernstfall ist ein solches Experiment nur unter ärztlicher Kontrolle zulässig!

Ich verspreche mir von der therapeutischen Wirkung des Lachens immer mehr. Unabhängig von COUSINS erkannte ich, was dieser nun bestätigt: Lachen stimuliert, bringt Sauerstoff ins Blut, bewirkt genau das Gegenteil von Streß.

Das Wort *Humor* stammt aus dem Lateinischen und bedeutet eigentlich Flüssigkeit, Feuchtigkeit, denn die Ärzte der Antike sind der Ansicht gewesen, die seelische Stimmung hinge von verschiedenen Körpersäften ab. Welch eine moderne Auffassung! Ein paar tausend Jahre brauchten wir, um das wiederzuentdecken. Lachen regt wirklich unsere Körpersäfte an. Bei Streß pumpt der Körper Adrenalin ins Blut, und wir werden erregt und alarmiert. Lachen bewirkt Gegensätzliches, löst Wirkstoffe aus, die entspannen, beruhigen, ausgleichen. Der ganze Körper wird durch Lachen in heilende Schwingungen versetzt. Sogar die Herztätigkeit und die Leber- und Gallenfunktionen werden angeregt. Bei heiteren Menschen, die viel lachen, bilden sich gefährliche Streßhormone nicht so wie bei ängstlichen, verkrampften Naturen. Lebensfreude als Grundeinstellung kann sogar Krebs verhindern helfen.

Und was sollen Sie nun tun? Einfach lachen? Die Probleme der Welt künftig leugnen oder übersehen? Auch hier gilt, was beim positiven Denken gesagt wurde. Nehmen Sie Unrecht und Unheil zur Kenntnis – aber gönnen Sie sich pro Tag mindestens zehn Minuten Lachen. In verschiedenen Kliniken gibt es schon Listen mit Büchern, die Patienten zu empfehlen sind, weil sie nicht belasten, sondern entlasten. Genieren Sie sich nicht, fragen Sie einen Buchhändler oder Bibliothekar nach guten heiteren Büchern, suchen Sie sich ein Fernsehprogramm aus, das Sie zum herzhaften Lachen verführt. Es ist gesund für Sie, ohne Zweifel. Lachen Sie! Lesen Sie das Buch von Dr. BOKUN (siehe Seite 8). Und versuchen Sie auch, ganz gezielt mit Gedanken gegen Depressionen und Krankheiten vorzugehen und dabei Ihren Willen einzusetzen!

5. *Wie man sich heilsame Gedanken macht*

Sie haben mittlerweile schon Übung im autogenen Training, wie ich es Ihnen im zweiten Kapitel empfahl. Versetzen Sie sich also in einen Zustand der Entspannung. Das Zimmer, in dem Sie dies tun, sollte ruhig und etwas verdunkelt sein. Vielen nützt leise, entspannende Musik im Hintergrund oder ein Metronom, das leise den Rhythmus angibt. Hilfreich ist auf jeden Fall, wenn über Ihrem Kopf ein rötliches Licht brennt.

Schließen Sie die Augen, aber lenken Sie den inneren Blick nach oben, auf einen Punkt, den Sie sich in der Mitte zwischen den Augenbrauen denken dürfen. Dadurch erreichen Sie den höchsten Grad der Beeinflußbarkeit, der zu erreichen ist. Und Ihr heilender Gedanke kann ungehindert ins Innere Ihrer Seele dringen, in sonst unerreichbare Schichten des Unterbewußtseins, vorbei am Verstand, der an allem zweifelt. Sie entspannen sich also, empfinden ein Gefühl der Schwere in den Armen oder Beinen, ein wohliges Gefühl. Notfalls helfen Sie sich weiter, indem Sie leise sagen: »Ich bin ganz ruhig.« Stellen Sie sich vor, wie sich langsam das Tor zum Unterbewußtsein öffnet. Sie haben das Gefühl, als würden Sie mit einem Fahrstuhl immer tiefer, immer tiefer sinken.

Alle Spannungen verschwinden. Wiederholen Sie nun Gedanken wie diese:

O »Alles ist unwesentlich – vollkommene Ruhe ist wichtig. Ich erlebe jetzt vollkommene Ruhe . . .«

O »Gute Gedanken vertreiben Krankheiten, heilende Kraft fließt durch meinen Körper . . .«

O »Ich fühle mich wohl, jede Sekunde spüre ich neue Energie, ich spüre, wie sich Gesundheit in meinem Körper festsetzt . . .«

O »Ich freue mich auf morgen. Es ist doch schön zu leben.«

Sie können auch gezielt solche heilenden Sätze gegen bestimmte Beschwerden aussprechen und damit in Ihr Unterbewußtsein einpflanzen.

Wenn Sie etwa Probleme mit dem *Magen* haben:

»Ich fühle mich wohl, ich fühle mich besser, mein Körper ist gesund, der Druck im Magen läßt nach, ganz deutlich nach, der Schmerz weicht, er strömt aus . . .«

Bei *Bluthochdruck:*

»Ich lasse alles so geschehen, wie es ist, alles geschieht von selbst, ich bin ganz ruhig und entspannt . . .«

Bei *Streß:*

»Unruhe und Druck gehen vorbei, ich fühle mich in jeder Hinsicht frei . . .«

Und zum Schluß sagen Sie sich:

»Ich zähle jetzt bis fünf – dann bin ich wieder wach. Aber die guten Gedanken wirken weiter . . . eins, zwei . . .« Und bei »fünf« hat die Wirklichkeit Sie wieder. Es ist gut, wenn Sie jetzt ein paar gymnastische Übungen machen, zehn Kniebeugen vielleicht. Auch die Arme sollten Sie beugen und strecken.

Wichtig sind jetzt noch zwei Punkte. Sie können solche heilende Gedanken auch als Abwehr gegen andere Beschwernisse einsetzen. Aber Sie dürfen sich nicht selbst blockieren. Wenn Sie etwa eine Rede halten müssen, vor der Sie Angst haben, dann sagen Sie sich bitte auf keinen Fall: »Ich halte jetzt eine gute Rede!« So könnten Sie sich verkrampfen. Besser ist es, wenn Sie bei der Formel »Ich bin ganz ruhig« bleiben.

Sie sollten sich auch nicht einhämmern: »Ich bleibe gesund!« Es ist um ein vielfaches wirksamer, wenn Sie sich auf ein bestimmtes Bild fixieren. Wenn Sie sich zum Beispiel das Bild eines Menschen vorstellen, der Ihre Hilfe wünscht, sollten Sie sich sagen (wenn es so ist): »Er, sie braucht mich ...«

Reden Sie sich auch nicht einfach ein »Ich werde schlank!« Malen Sie sich lieber aus, wie Sie zu Ihrer besten Zeit ausgesehen haben, als Sie noch Ihr Idealgewicht hatten. Ein Bild als Ziel: »So will ich wieder aussehen.«

Wahrscheinlich können Sie nun zugeben: Bevor Sie dieses Buch zur Hand nahmen, waren Sie vielleicht höchst skeptisch, was Autosuggestion betrifft. Und diese Sätze, die Sie eben lasen, hätten für Sie zu simpel, ja albern geklungen. Aber nun wissen Sie aus den vorhergegangenen Kapiteln, wie das Unterbewußtsein die Abwehrkräfte mobilisiert und aktiviert. Mit Hilfe der Autosuggestion aber versetzen Sie Gedanken dorthin – ins sonst unerreichbare Unterbewußtsein. Weitere helfende, heilende Sätze für Ihr Seelentraining finden Sie später in den alphabetisch geordneten Abschnitten über Vorbeugungsmaßnahmen gegen einzelne Krankheiten.

Denken Sie auch immer wieder mal an die »Schlacht« in Ihren Adern! Da gibt es übrigens ganz überraschende Verbindungen.

6. Ein Hai in Ihrem Blut

Ihre *Phantasie* wird erneut gefordert. Vielleicht werden Sie sich wundern: Da kommt also dieser Dr. Hochenegg und rät manchen (aber nicht allen Patienten), die an hohem Blutdruck leiden, sich Bilder auszumalen: »Sie sehen jetzt Glasröhren vor sich, mit einer brodelnden Flüssigkeit gefüllt. Irgendwo wird ein Hahn geöffnet, Dampf steigt auf – das Brodeln hört auf, die Flüssigkeiten beruhigen sich. Die Oberfläche ist jetzt ganz glatt, ganz still. Das ist das Blut in Ihren Adern, der Dampf weicht, der Blutdruck sinkt. So können Sie helfen, den Blutdruck normal zu halten.«

Unsinn, Humbug, Scharlatanerie? In Amerika sind Wissenschaftler dabei zu beweisen, daß es funktioniert: Bilder gegen Krankheiten.

Berühmt ist mittlerweile die Sache mit den Haien: Der Patient malt sich jetzt aus, daß dunkle Flussigkeiten in hellen Kanälen fließen. Und in diese Kanäle dringen struppige Wesen ein, verfilzte Kugeln. Aber sofort schnellen eine Art von Haifischen heran, packen die Eindringlinge, fressen sie. Noch einige Untiere sind übriggeblieben. Große Quallen treiben heran, strecken ungezählte Arme aus, halten die Untiere fest, erdrücken und verschlingen sie. Beinahe so wehren ja auch in Wirklichkeit die Abwehrzellen des Körpers eindringende Krankheitskeime ab.

Sie müssen sich dieses Bild nun immer und immer wieder vor das innere Auge rufen. Sie sollen vor sich sehen, wie der Hai auf die struppige Kugel zustürzt. Das ist der Krankheitserreger, den Sie fürchten, von dem Sie vielleicht schon wissen, daß er in Ihren Körper eingedrungen ist.

Oder versetzen Sie sich lieber in einen sonnigen Garten in die frische Luft, in Ihr eigenes Haus oder in ein hübsches Urlaubsquartier. Aber wieder klettern stachelige Wesen schier unaufhaltsam über den Zaun. Doch Wachhunde springen auf sie zu, zerfetzen die meisten. Wächter kommen mit Schaufeln und Mistgabeln, verjagen die Eindringlinge.

Daß man auf diese Weise Selbstheilungskräfte wecken kann, ist dabei nicht neu. Ein amerikanisches Forscherpaar, CARL und STEPHANIE SIMONTON, hat mit dieser Methode – um den historischen Anfang zu nennen – bereits 1978 genau 159 für unheilbar erklärte Krebskranke behandelt, die nach Ansicht ihrer Ärzte höchstens noch ein Jahr zu leben hatten. Bei den Simontons lernten sie, sich zu entspannen, Phantasie zu entwickeln und sich den inneren Kampf gegen die Krankheit vorzustellen. 63 von ihnen waren nach zwei Jahren noch am Leben – und bei 22 Prozent von ihnen war Krebs völlig verschwunden, bei 19 Prozent zeigte sich eine Rückentwicklung, in 27 Prozent der Fälle war ein Stillstand eingetreten. Diese Ergebnisse stammen übrigens nicht von den Simontons – ein anderer Wissenschaftler, PROFESSOR HOWARD HALL, überprüfte die Versuchsreihe und veröffentlichte dann diese Zahlen. Hall von der Pennsylvania State University, USA, untersuchte zur Probe auch zwanzig gesunde Versuchspersonen, die sich eine Woche lang täglich zweimal in der Selbsthypnose genau die Szene *Haie im Blutstrom* als Film vor dem inneren Auge ablaufen ließ. Jeweils eine Stunde später und dann eine Woche nach dem Versuch wurden sie befragt und getestet. Ältere Leute zeigten geringere Reaktionen, aber bei den jüngeren war eine kleine, aber spürbare Wirkung bei den Abwehrzellen zu spüren. Genug für die Wissenschaftler, einen Zusammenhang zwischen der Blutreaktion und der bildhaften Vorstellung feststellen zu können – und das nach nur einer Testwoche. Als Training sollte die Selbsthypnose aber lange Zeit fortgesetzt werden!

Ich kann den Simontons auch ein Beispiel für ihre Statistiken liefern. Eine meiner Patientinnen, die englisch spricht, hatte sich Tonbänder mit Übungen der Amerikaner kommen lassen. Sie litt an Magenkrebs. Nun malte sie sich aus, wie die Geschwulst von Tag zu Tag kleiner wurde, zusammenschrumpfte, allmählich verschwand. Und ihre Geschwulst kam tatsächlich zum Stillstand. Aber ich bin mir auch darüber im klaren, daß die Suggestion nur bei 30 oder 40 Prozent der Patienten gelingt – doch immerhin!

Viertes Kapitel

So helfen Sie Ihrem Körper, sich gegen AIDS zu wehren

Was die Vorbeugung gegen AIDS betrifft: Tun Sie alles, was Ärzte, Gesundheitsbehörden und Beratungsstellen empfehlen! Tun Sie alles – und noch ein bißchen mehr!

1. Was das AIDS-Virus anrichtet

Sie müssen jedoch verstehen, einsehen und übersehen, was Sie tun. Dazu wollen wir den Abschnitt *Die wilde Schlacht in Ihren Adern* ein bißchen erweitern. Umfassende Grundlageninformationen liefert Ihnen das Buch von DR. MED. PETRA HAIMHANSEN und KARL HEINZ REGER: *AIDS – Die neue Seuche des 20. Jahrhunderts* (Ariston Verlag, Genf 1985).

Sie erinnern sich: Bei AIDS bricht ein Virus in das Immunsystem des Körpers ein und legt teuflischerweise bestimmte T-Helfer-Zellen lahm, die den Abwehrkampf organisieren, andere Abwehrmaßnahmen auslösen und die Kommandozentrale »Gehirn« informieren. Jeglicher künftigen Infektion sind sodann Tür und Tor geöffnet ...

Wir möchten hier zunächst einer Politikerin das Wort geben, die den Kampf gegen AIDS zu ihrer Sache gemacht hat und die bei vielen Betroffenen volles Vertrauen genießt: Gemeint ist die bundesdeutsche Gesundheitsministerin PROFESSOR RITA SÜSSMUTH, die 1987 ihr Buch *AIDS – Wege aus der Angst* vorgelegt hat. Zitieren wir sie hier als Gutachterin über den Kampf der Zellen:

»Die Funktion der T-Zellen ist es zum Beispiel, dafür zu sorgen, daß sich der Körper rasch und ausreichend gegen einen Krankheitserreger wehrt. Patienten, denen diese Zellen fehlen, werden nicht mehr oder nicht ausreichend mit Keimen fertig, die einem Gesunden nichts machen. Solche Keime werden als opportunistische Erreger bezeichnet: Sie verursachen nur Krankheiten, wenn der Organismus ihnen die Gelegenheit dazu bietet. Opportunistische Erreger sind also unfähig, aus eigener Kraft krank zu machen. T-Zellen spielen außerdem bei der Ausmerzung entarteter Zellen eine wesentliche Rolle, also solcher Zellen, die zur Entstehung von Krebs führen können.«

Hier wird klar und deutlich der Punkt genannt, an dem Ärzte wie ich mit ihrer Behandlung ansetzen. Schauen wir uns die Kernaussage noch einmal genau an:

»Bestimmte Erreger verursachen nur dann Krankheiten, wenn der Organismus ihnen die *Gelegenheit* dazu bietet.«

Und genau diese *Gelegenheit* sollen sie nicht erhalten! Das ist das Ziel meiner Therapie, die nicht nur zur Vorbeugung dient, sondern auch dann anwendbar ist, wenn das Virus bereits in den Körper eingedrungen ist.

Der Erreger des Defekts im menschlichen Immunsystem ist bekannt: LAV/HTLV-III (*l*ymphadenopathia *a*ssociated *v*irus/*hu*man *T*-cell *l*ymphotropic *v*irus) beziehungsweise HIV (*h*uman *i*mmune deficiency *v*irus). Dieses Virus setzt sich fest – aber es muß oft viele Jahre lang warten, bis der Körper ihm die Gelegenheit gibt, sich auszubreiten. Zwischen Ansteckung und Ausbruch von AIDS können nach neuen Erkenntnissen bis zu fünfzehn Jahre, kann ein ganzes Leben vergehen – abgesehen davon, daß nicht bei jedem Infizierten diese Krankheit in ihrem gesamten Erscheinungsbild auftritt.

Oft funktioniert das Abwehrsystem gegen andere Krankheiten

lange Jahre ganz normal. Die einzige Vorbeugung, die es gegen den Ausbruch der Krankheit gibt, besteht nun darin, alles zu tun, was das Abwehrsystem stabil hält.

2. Medikamentöse Vorbeugung

Dazu als erstes eine medikamentöse Kur, die Sie natürlich mit Ihrem Arzt durchsprechen sollen. Aber jeder Apotheker wird Ihnen bestätigen, daß die genannten Mittel rezeptfrei zu erhalten sind und – weil natürlichen Ursprungs – mit Sicherheit keine schädlichen Nebenwirkungen verursachen werden. Verlangen Sie also *Thymustabletten* – das sind getrocknete Präparate aus tierischen Thymusdrüsen. (Vielleicht kennen Sie diesen Teil des tierischen Körpers auch unter dem Namen Bries.) Sie haben nicht vergessen, was der Name T-Zellen bedeutet – sie reifen in der Thymusdrüse heran. Jetzt wird es klar: Thymusdrüsenpräparate stärken die Produktion der T-Zellen. Folgen Sie dabei den Anweisungen auf dem Begleitzettel der Medikamentenpackung. (Bei den handelsüblichen Thymuspräparaten: dreimal täglich eine Tablette.)

Es gibt Ärzte, die davor warnen, das Abwehrsystem zu stimulieren. Vermehren sich die befallenen Abwehrzellen, so vermehren sich auch die HIV-Viren. Wie ist das bei Thymuspräparaten? Die Hersteller in der Schweiz haben sich davon überzeugt, daß dieses Mittel über das Knochenmark positiv auf das Abwehrsystem einwirkt und keinesfalls die Vermehrung kranker Zellen anregt. Auch ich schließe mich dieser Erkenntnis an.

Diese Kur sollten Sie ein halbes Jahr lang durchhalten. Es ist gut, wenn Sie gleichzeitig zur Ergänzung folgende *Kräutertinktur* einnehmen, die ebenfalls direkt das Immunsystem stärkt. Bitten Sie Ihren Apotheker um diese Mischung:

30 Gramm Echinacea
70 Gramm Propolis

Davon schlucken Sie dreimal täglich zwanzig Tropfen. Keine

Sorge. Hinter den lateinischen Namen verbergen sich reine Natur-
produkte. *Echinacea* ist eine Tinktur, die aus der Pflanze Sonnenhut hergestellt wird. Bei *Propolis* handelt es sich um Bienenkitt-
harz, das noch wirksamer ist als das ebenfalls von Bienen stam-
mende Gelée royale oder als Pollen.

3. Ein Programm gegen die Teufel . . .

Die Medikamente sind jedoch nur eine von vielen Waffen gegen
die Krankheit, nur eine Stütze für das Abwehrsystem. Die stärkste
Wirkung wird erst dann erreicht, wenn Sie das ganze Programm
gegen die Teufel in Ihrem Blut einsetzen, das heißt:

O Trainieren Sie positive, aufbauende, erfreuliche Gedanken.
O Verschaffen Sie sich trotz allem Gelegenheit zum Lachen.
O Leben Sie vernünftig, essen Sie vernünftig, schlafen Sie ausrei-
   chend, so wie dieses Buch es Sie lehrt. Vermeiden Sie alle Zuta-
   ten in der Nahrung, die das Abwehrsystem schädigen können.
O Machen Sie täglich Entspannungsübungen.
O Konzentrieren Sie sich täglich einmal auf eine heilende Vision
   (Ein Hai in Ihrem Blut . . .)

Gehen wir diese Liste Punkt für Punkt durch. Sie brauchen die
volle Kraft des positiven Denkens. Ist die Gemütslage in Ordnung,
so wirkt sich das nach Ansicht der Ärzte stabilisierend auf das Immunsystem aus. Für einen HIV-Infizierten ist das allerdings
schwer in die Tat umzusetzen. Natürlich sind dessen Sorgen unendlich groß – aber es ist einzusehen, daß die Last auf seiner Seele
nicht noch zusätzlich erschwert werden darf, etwa durch Einsamkeit, durch Abkapselung. Das schadet erwiesenermaßen dem Abwehrsystem. Gesellige Kontakte dagegen bauen auf. Gerade der
Infizierte darf sich nicht zurückziehen, darf sich nicht öffnen für
Depressionen, er darf sich nicht aufgeben. Das bestätigen alle
AIDS-Experten. Das Gemeinschaftsleben, der Alltag, die Arbeit,
die Freude macht, müssen weiterlaufen. Ein Bruch würde hier zu
einem »seelischen Knacks« führen.

Das ist keine Frage mehr: Ein solcher Knacks schadet dem Immunsystem. Auch für den Infizierten gilt übrigens weiter: Wer etwas für andere tut, hilft sich selbst.

Noch einmal: Auch HIV-Infizierte haben eine erhöhte Chance, vom Ausbruch der Krankheit verschont zu bleiben, wenn sie ein normales, geselliges Leben weiterführen, wenn sie arbeiten, sich nützlich machen dürfen, wenn sie die Gelegenheit suchen, zu lachen.

Ein paar verständliche Einschränkungen sind allerdings unvermeidlich. So muß der Infizierte natürlich vorsichtiger sein und sollte versuchen, größere Menschenansammlungen zu vermeiden, um nicht eine Infektion einzufangen. Denn jede Infektion schwächt die Abwehrkräfte.

Und natürlich sollten Frauen in einem seelischen oder körperlichen Krisenzustand vermeiden, schwanger zu werden, sowohl im Interesse des Kindes als auch im eigenen. Im Zustand der Schwangerschaft setzt der Körper die Abwehrkräfte herab und bietet damit dem AIDS-Virus Angriffsmöglichkeiten.

Vernünftig leben! Das predigt dieses Buch. Dazu gehört aber auch, daß Sie sich bei einer Krise keiner Hungerkur unterziehen. Erzwingen Sie nicht mit Gewalt die schlanke Linie! Fehlernährung (die Ärzte sprechen von sogenannten kalorischen Mangelerscheinungen) schwächt ebenfalls das Immunsystem. Achten Sie unbedingt auf eine ausreichende und ausgeglichene Ernährung mit allen Mineralien und Vitaminen!

Alkohol, Nikotin, Suchtmittel sollten Sie nach Möglichkeit vermeiden. Fragen Sie Ihren Arzt, wenn ein Abgewöhnen Sie belasten sollte.

Sie haben gelernt, mit Atemübungen die Folgen von Streßsituationen auszugleichen. Jetzt sollten Sie besonders wach sein und bei jeder Krise – Tod eines Freundes, Kündigung, Schulden – sofort gegensteuern, um das seelische Gleichgewicht wiederherzustellen. Dazu nennt Ihnen dieses Buch außer Übungen auch Teerezepte. Oder vielleicht kann eine Krise der Anlaß sein, die oben aufgeführte Tablettenkur zu beginnen.

Sport gehört ebenfalls weiterhin zum Leben. Wenn Sie Jogging betrieben haben, brauchen Sie es nicht aufzugeben. Aber auch hier sollten Sie Ihren Arzt befragen. Nach Ansicht vieler Ärzte ist es im übrigen vorteilhafter, wöchentlich mehrmals einen Spaziergang von mehreren Kilometern zu unternehmen als einen Dauerlauf zu machen.

Sie haben schon gespürt, wie erholsam Atem- und Entspannungsübungen sind. Sie wissen auch, daß auf diese Weise Gedanken, Ziele, Vorsätze aus dem Bewußtsein ins sonst unerreichbare Unterbewußtsein transportiert werden können. Und Sie haben vielleicht schon an sich selbst erfahren, daß die Phantasie die Macht hat, die Abwehrkräfte zu stimulieren – das haben auch die Forschungsergebnisse der Simontons bewiesen, die Krankheiten erfolgreich mit Visionen, mit bildhaften Vorstellungen bekämpfen.

Ich möchte Ihnen hier eine wichtige Übung empfehlen, die besonders HIV-Infizierten helfen kann, gesund zu bleiben. Sie nützt jedoch auch allgemein in jeder Krisensituation, wenn die Anfälligkeit für Krankheiten steigt.

Nehmen Sie dazu eine bequeme Haltung ein, und schließen Sie die Augen. Jetzt spüren Sie Wärme in Armen und Beinen. Die Wärme durchflutet auf angenehme Weise den ganzen Körper. Genießen Sie das einige Minuten, lassen Sie die Wärme auf den Körper einwirken. Der Atem geht regelmäßig, Sie fühlen auch, wie der Atem den ganzen Körper belebt.

Stellen Sie sich vor: Sie sitzen am Ufer des Meeres und blicken in die Ferne, dorthin, wo Horizont und Meer ineinander übergehen. Ruhig atmen. Auch Sie werden eins mit Horizont und Meer. Erst ist Ihr Körper schwer und träge, jetzt wird er leicht. Sie haben fast das Gefühl zu schweben, fortzufliegen von den Sorgen. Behalten Sie diese Vision einige Minuten lang bei.

Nun sehen Sie Ihren Körper vor sich. Er ist durchsichtig. Sie blicken ins Innere und erkennen, daß irgend etwas Dunkles vordringen will, innerhalb des Körpers aufsteigt. Aber das Dunkle wird zurückgedrängt: eine helle, lichte Flüssigkeit schiebt das Fremde fort, hinaus aus der Brust, aus dem Körper. Sie beobachten den Kampf bis zum Ende. Die helle Flüssigkeit verzehrt das Dunkle, es verschwindet – Sie sehen nun deutlich, wie kleine

Blitze, winzige Flammen zwischen dem Kopf und den Körperteilen hin und her schießen. Ungehindert fließen das Blut und die helle Flüssigkeit in Ihren Adern, ungehindert zucken die Blitze durch die Adern. Dann ist alles ausgeglichen, im Gleichgewicht. Sie freuen sich über den Sieg, spüren, daß Ihr Körper stärker ist als alle Eindringlinge.

Jetzt nehmen Sie beim Atmen Ihre Lungenflügel wahr. Richten Sie Ihr Bewußtsein auf das Herz, den Magen, die Muskeln – Sie merken, wie der Körper in voller Ruhe und Kraft arbeitet. Sie fühlen sich wohl. Bleiben Sie so entspannt noch fünf Minuten liegen. Wiederholen Sie diese Übung jeden Tag, widmen Sie Ihr mindestens eine Viertelstunde. Hinterher sollten Sie die Finger bewegen, die Faust öffnen und schließen, die Arme beugen und strecken. Sie fühlen sich frisch und wohl.

Es gibt Menschen, die es schaffen, sich ganz tief in den Körper hineinzudenken. Sie malen sich ein Handgemenge zwischen zottigen Eindringlingen und kräftigen Wächtern aus, vor denen die fremden Wesen flüchten müssen. Welche Übung Sie bevorzugen, sei Ihnen überlassen. Die zuckenden Blitze der therapeutischen Vision sind übrigens – vielleicht haben Sie es schon selbst erraten – die Informationen, die ungehindert zwischen den Abwehrkräften und der Kommandozentrale Gehirn fließen.

Es wurde hier schon angesprochen, daß eine vernünftige Ernährung wichtig ist, um gesund zu bleiben. Ausführlicher widme ich mich diesem Gebiet nun im folgenden Kapitel.

Fünftes Kapitel

So essen Sie sich gesund

Haben Sie schon einmal darüber nachgedacht, ob Sie Ihrem Körper auch die Nahrung zukommen lassen, die er benötigt? Ist Ihnen bewußt, daß Sie sich durch falsche Eßgewohnheiten regelrecht krankessen können? Prüfen Sie doch einmal anhand der folgenden Fragen, ob sich bei Ihnen nicht vielleicht gesundheitliche Probleme auf eine ungesunde Ernähung zurückführen lassen. Das läßt sich im übrigen am ehesten herausfinden, wenn Sie noch nichts gegessen haben.

○ Brauchen Sie nach dem Aufwachen stets eine lange Anlaufzeit, bis Sie munter werden? Sind Sie vielleicht erst mittags »voll da«?
○ Leiden Sie an Schlafstörungen?
○ Verschlimmern sich bestimmte Beschwerden oft über Nacht?
○ Verspüren Sie morgens häufig ein Schweregefühl und Schmerzen in den Gliedern?
○ Geht Ihnen schon nach drei oder vier Stunden die Energie wieder aus?
○ Haben Sie dauernd Appetit oder sogar ein Hungergefühl?

Hier ist jedes Ja ein Grund zur Aufmerksamkeit und sollte mit Ihrem Hausarzt besprochen werden. Ein Schweregefühl und Schmerzen in den Gliedmaßen können zum Beispiel auf chronische Entzündungen als Folge einer Ernährungsstörung hindeuten. Das Gefühl, am Morgen ganz zerschlagen zu sein, ist häufig ein Anzeichen dafür, daß der Kreislauf nicht richtig arbeitet oder daß Depressionen bestehen. Auch hier kann unter Umständen ein Ernährungsmangel zugrunde liegen. Morgendliche Müdigkeit signalisiert oft ein Defizit an Mineralstoffen. Alle Ja-Antworten sollten Sie jedenfalls veranlassen, Ihre Ernährung zu überdenken.

In bezug auf eine gesündere Ernährung können wir uns die Bantu in Afrika , die Maori in Neuseeland, die Indios am Amazonas und die Ifugao auf den Philippinen zum Vorbild nehmen. Arme, zurückgebliebene Völker? Eines haben Sie uns auf jeden Fall voraus: Bei ihnen sind Herzinfarkte, Schlaganfälle, Darmerkrankungen, Krampfadern oder offene Beine nahezu unbekannt.

1. Unser Wohlstand schützt nicht vor Mangelerscheinungen

Wir in Europa berücksichtigen dagegen häufig längst nicht mehr die Bedürfnisse des Körpers. Wir essen, was uns schmeckt – und auf den Tisch kommen nicht nur zuviel Weißbrot, zuviel Fleisch, zu viele tierische Fette, sondern auch zuwenig Ballaststoffe. Oft gilt: Was teuer ist, muß auch gut sein. Das aber ist wirklich nicht der Fall. Wenn wir erkranken, schlagen wir sofort mit der chemischen Keule, mit chemischen Mitteln zu. Kaum einer denkt daran, den Anteil einer falschen Ernährung an einer Erkrankung zu berücksichtigen und sich in seinen Eßgewohnheiten darauf einzustellen. Dabei kann sie sogar die Hauptursache der Krankheit sein, und zwar auf doppelte Weise: Sie kann einerseits direkt einen bestimmten Schaden, etwa einen Herzinfarkt, auslösen, sie kann aber auch auf einem Umweg krank machen – indem sie unser Abwehrsystem schwächt.

Hier ein Beispiel aus der Praxis: Georg G. wuchs als Einzelkind auf und wurde sein Leben lang sehr verwöhnt. Fast täglich gab es Süßigkeiten. Seine Ernährung bestand hauptsächlich aus Schokolade, Bonbons, zuckerreichen Limonaden, Kuchen, Plätzchen und

Weißbrot mit viel Marmelade. Da Georg häufig einsam war, versuchte er das, was ihm fehlte, durch übermäßiges Essen auszugleichen. Die direkte Folge dieser falschen Ernährung waren Übergewicht und Karies. Als indirekte Auswirkung entwickelte sich mit sechzehn Jahren das Bild einer Multiplen Sklerose im Anfangsstadium. Georg litt an ständigen Verspannungen und schmerzhaften Krämpfen. Sein Gang wurde unsicher. Die Behandlung mit Kortison brachte keine Besserung. Schließlich konnte der junge Mann nur noch mit Hilfe von Krücken gehen.

Als er zur Behandlung kam, ordnete ich als ersten Schritt den Verzicht auf die vermeintlichen Leckerbissen an, die in Wahrheit die Abwehrkräfte schwächten. Allein dadurch besserte sich der Gesundheitszustand, die Lähmungen bildeten sich langsam zurück.

Zur Kräftigung des Immunsystems wurden zusätzlich Kräutertees verordnet:

Rezept 1

50 Gramm Römische Kamillenblüten
50 Gramm Bergschafgarbe
50 Gramm Silbermantel

Rezept 2

30 Gramm Bockshornklee
40 Gramm Knabenkrautwurzel
50 Gramm Ginsengwurzel

In den folgenden Kapiteln, in denen es um die Vorbeugung gegen einzelne Krankheiten geht, werden noch detaillierte Ernährungstips mit Hinweisen auf wichtige Vitamine und Mineralstoffe gegeben. Hier ist vorweg darauf hinzuweisen, daß der Körper ohne eine ausgewogene und gesunde Ernährung mit einem ausreichenden Anteil an Vitaminen und Mineralstoffen wie Kalzium oder Phosphor sowie etlichen Spurenelementen für Krankheiten aller Art anfällig ist. Ist die Ernährung einseitig, so kann es unter anderem zu Knochenbrüchen, Übergewicht, Haltungsschäden, Gedächtnisstörungen und Depressionen kommen.

2. Zehn Regeln für Ihre gesunde Ernährung

1. Wichtig ist eine ausreichende Versorgung mit Nährstoffen wie Eiweiß, Fett, Kohlehydraten, Vitaminen und Mineralstoffen. Sie ist nur dann sichergestellt, wenn Ihre Kost vielseitig und abwechslungsreich ist.
2. Essen Sie weder zuviel noch zuwenig.
3. Vermeiden Sie große Portionen, die die Verdauungsorgane belasten. Nehmen Sie statt dessen lieber häufiger am Tag kleinere Mahlzeiten ein.
4. Achten Sie besonders auf genügend Eiweiß. Dieser Nährstoff wird nicht nur für das Wachstum, sondern für den Ablauf aller Lebensvorgänge benötigt. Er ist reichlich vorhanden in Milch, Fisch, Fleisch und Eiern sowie in Getreideprodukten wie Kartoffeln und Hülsenfrüchten.
5. Halten Sie den Verzehr von Fett in Grenzen. Denken Sie, daß Fett doppelt soviel Nahrungsenergie liefert wie Zucker, Stärke oder Eiweiß.
6. Auf das Naschen von Süßigkeiten zwischen den Mahlzeiten sollten Sie weitgehend verzichten, denn überflüssiger Zucker wird vom Körper in Fett umgewandelt.
7. Essen Sie täglich Frischkost und Vollkornprodukte. Beides bietet die beste Gewähr für eine ausreichende Versorgung mit Vitaminen, Mineralstoffen und Ballaststoffen. Wichtige Vitaminspender sind rohes Obst, Fruchtsäfte, Gemüse, Milch und Vollkornbrot.
8. Bereiten Sie die Speisen richtig zu, das heißt, dämpfen, dünsten, grillen oder braten Sie die Nahrungsmittel schonend und kurz, mit wenig Wasser und wenig Fett. Denn bei falscher Zubereitung gehen viele Vitamine verloren.
9. Salzen Sie sparsam. Beim Salz gilt die Regel: Je weniger, desto gesünder!
10. Halten Sie sich beim Alkohol zurück. Ein bis zwei Glas Bier oder Wein pro Tag sind für den gesunden Erwachsenen im allgemeinen harmlos, mehr Alkohol wird jedoch auf die Dauer gefährlich.

3. Vorsicht vor Schadstoffen!

Die Vorbeugung gegen Krankheiten beginnt allerdings schon damit, daß Sie bei der Auswahl der richtigen Nahrungsmittel auch auf deren einwandfreien Zustand achten. Denn in unseren Lebensmitteln können sich ausgesprochen starke Gifte einschleichen. In grünem oder grauem Schimmel stecken zum Beispiel Pilzgifte, die bestimmte Krebsformen wie Leberkrebs auslösen können.

Wenn sich eiweißhaltige Lebensmittel zersetzen, entstehen sogenannte biogene Amine, die toxisch wirken. Vergiftungserscheinungen sind Herzklopfen, Kopfschmerzen, Blutdrucksteigerung. Am ganzen Körper können Schwellungen auftreten. In tiefgekühltem Hühnerfleisch gedeihen häufig Salmonellen. So wurden 1986 rund sechzigtausend Vergiftungsfälle durch Salmonellen registriert. Achtzig von ihnen verliefen tödlich.

Besonders Teesorten, die aus Indien eingeführt werden, sind durch Insektenvertilgungsmittel wie DDT belastet. Dieses Insektizid wird im menschlichen Körper hauptsächlich im Fettgewebe gespeichert. Die Folge sind Blutbildschäden und die Schwächung des Immunsystems.

Quecksilber kommt hauptsächlich in Meeresfischen vor. Auch vor dem Genuß von Austern, Miesmuscheln und Krebsen ist dringend zu warnen, vor allem, wenn Sie aus den Küstengewässern des Mittelmeeres und des Atlantiks stammen. Die hier gefangenen Tiere weisen erhebliche Konzentrationen an Kadmium, Blei und Quecksilber auf.

Blei kann auch durch Obst und Salat in den menschlichen Körper gelangen. Es lagert sich in den Knochen ab. Sobald diese mit Schwermetallen gesättigt sind, wird auch das Blut belastet. Die Schwermetalle wirken über die Blutbahnen schädigend auf das Nervensystem. Symptome einer Bleivergiftung sind Schlafstörungen, heftige Kopfschmerzen, Gedächtnisschwäche und Lähmungserscheinungen in Händen und Armen. Schließlich können chemische Zusätze in der Nahrung zu Lebensmittelallergien führen. Sie sind häufig verbunden mit Erkrankungen der Haut, der Atemwege oder des Verdauungstraktes.

Selbst leicht verdorbene Lebensmittel sollten Sie sofort beseitigen, wenn Sie ernsthafte Gefahren für Ihre Gesundheit vermeiden wollen. Das gilt vor allem für Brot, Erdnüsse, Haselnüsse, Pistazien und Käse. In angefaultem Obst, besonders aber in Apfelsaft, sind Mykotoxine festgestellt worden, die nach einer bestimmten Zeit und von einer bestimmten Konzentration an krebserregend wirken können. Angefaulte Äpfel sollten nicht mehr frisch verzehrt werden, auch wenn Sie die braunen Stellen herausgeschnitten haben. Auch Kartoffeln können gefährlich werden, wenn sich an grünen Stellen unter Lichteinwirkung Solanin bildet. Steigt der Solaningehalt auf mehr als dreihundertfünfzig Milligramm pro Kilogramm, kommt es nach Verzehr dieser Kartoffeln zu Kratzen im Hals, Schmerzen und Druckgefühl im Kopf, zu Brechreiz und starken Bauchbeschwerden.

Angeschimmelte Lebensmittel, die große Mengen an Zucker enthalten, gehören grundsätzlich in den Mülleimer. Es hilft nämlich nicht, lediglich die Schimmelschicht zu entfernen. Hier ist bereits das gesamte Nahrungsmittel verdorben.

Gefahren drohen auch durch den Fleisch- und Wurstverzehr. In Deutschland werden jährlich pro Kopf der Bevölkerung einhundert Kilogramm Fleisch und Wurst verbraucht, davon sechzig Kilogramm Schweinefleisch, dreißig Kilogramm Rindfleisch und zehn Kilogramm Geflügel. Fleisch ist aber nicht nur eiweißreich, sondern enthält auch allerlei Schadstoffe. Es sind nicht nur die Innereien, wie Leber oder Niere, in denen erhöhte Kadmium- und Quecksilberwerte festgestellt werden. Ein oft gefährlicher Schwermetallanteil liegt bisweilen auch im Muskelfleisch vor. Futtermittel werden meist importiert und enthalten große Mengen von DDT und anderen gefährlichen Pestiziden und Insektiziden. Dazu kommen noch viele chemische Präparate und Pharmaka, mit deren Hilfe es möglich ist, in ganz kurzer Zeit viel Fleisch zu produzieren. Beim Verzehr von Fleisch und Wurst ist zu bedenken, daß diese Nahrungsmittel viele Hormone enthalten, die zum Teil vom Tier selbst stammen oder durch tierärztliche Behandlung dem Tierkörper verabreicht werden. Sie beeinflussen den Hormonstoffwechsel des Menschen nachhaltig, besonders bei Kleinkindern besteht die Gefahr einer hormonellen Unter- oder Überfunktion. Auch die Antibiotikagaben an Tiere können für den Menschen katastrophale Auswirkungen haben. So sind in den letzten Jahren die allergischen Reaktionen auf Penizillin immer häufiger geworden. Heute kann man schon bei zehn bis fünfzehn Prozent aller Fälle damit rechnen. Bei hunderttausend Penizillinbehandlungen gibt es sogar ein bis zwei tödliche Schockreaktionen des Körpers. Die Empfindlichkeit gegenüber Penizillin wird oft durch den Verzehr von Hühnerfleisch hervorgerufen, das während der Aufzucht übermäßig mit Antibiotika angereichert wurde. Etwa dreißig Prozent aller Fleischwaren sind geräuchert. Dabei ist zu beachten, daß der Rauch mehr als tausend verschiedene Substanzen enthält, unter denen krebserzeugende Stoffe an erster Stelle stehen.

Ich empfehle Ihnen, beim Kauf von Fleischwaren auf folgendes zu achten: Das Fleisch darf nicht blaß und weich, sondern es muß leicht marmoriert, rosafarbig und von fester Konsistenz sein. Es sollte saftig schmecken und wenig Wasser enthalten. Vielleicht können Sie auch bei einem Bio-Metzger kaufen. Das Fleisch von Tieren, die von alternativ geführten Bauernhöfen stammen, ist von besonderem Wert. Vermeiden Sie alle Fleischsorten, die Antibiotika enthalten könnten. Schweine- und Rinderleber sowie Wildbret sollte nicht öfter als ein- bis zweimal pro Woche gegessen werden, Schweine- und Rinderniere nicht öfter als einmal im Monat.

Unsere Nahrungsmittel sind zuweilen von zweifelhaftem Wert. Nur zu häufig werden sie chemisch verändert, gefärbt und bisweilen so unverträglich gemacht, daß selbst Insekten sie meiden.

Der abschließende kleine Test, dessen Fragen auf den Vitaminhaushalt Ihres Körpers zielen, soll hier beispielhaft für die Auswirkungen einer spezifischen Fehlernährung stehen.

○ Sehen Sie in der Nacht schlecht? Dauert es lange, bis sich Ihr Auge an Dunkelheit gewöhnt hat? Dies legt den Verdacht auf einen Mangel an Vitamin A nahe.

○ Leiden Sie öfter an Nervenentzündungen, Schwellungen und Hautstörungen? Wenn ja, dann besteht unter Umständen ein Mangel an Vitamin B_1.

O Werden Ihre Lippen auffallend spröde und rissig? Es fehlt vermutlich Vitamin B_2.

O Leiden Sie an brennenden Schleimhäuten und ständiger Müdigkeit? Vielleicht liegt bei Ihnen ein Defizit an Vitamin C vor.

O Kranken Sie an extremer Knochenbrüchigkeit und unklaren Knochenschmerzen? Auch hier könnte ein Vitamin- oder Mineralstoffmangel die Ursache sein.

O Sind Sie körperlich rasch erschöpft? Ist Ihre Libido, Ihr Geschlechtstrieb, anormal geschwächt? Haben Sie Potenzprobleme? Dann fehlt vermutlich Vitamin E.

O Kommt es bei Ihnen häufig zu Haut- und Schleimhautblutungen? Sie könnten durch einen Mangel an Vitamin C und Vitamin E hervorgerufen worden sein.

Sie können also so mancher Erkrankung vorbeugen, wenn Sie auf einen ausreichenden Vitamingehalt in Ihrem Speiseplan achten. Welche Bedeutung gerade die Vitamine für unsere Gesundheit haben, erfahren Sie im folgenden Kapitel.

Sechstes Kapitel

Vitamine helfen vorbeugen

1. Vitamine sind lebenswichtig

Vitamine sind die Bausteine unseres Lebens. Es handelt sich dabei um Substanzen, die eine lebenswichtige Funktion im Stoffwechsel des Körpers ausüben. Da sie mit einer Ausnahme (Vitamin D) vom Körper nicht selbst produziert werden können, ist der Mensch auf die Zufuhr dieser Wirkstoffe über die Nahrung dringend angewiesen.

Die neueste Forschung hat nun ergeben, daß Vitamine nicht nur eine rein funktionelle Bedeutung haben, sondern auch in bezug auf Krankheiten vorbeugend und sogar heilend wirken. Berichten aus Amerika zufolge ist es beispielsweise in den Vereinigten Staaten gelungen, durch die Verabreichung von Vitamin-C- und -B-Komplexen in hoher Dosierung sensationelle Heilungserfolge bei schizophrenen Patienten zu erzielen. Des weiteren haben auch schon Depressive vereinzelt auf Vitamin B_{12} gut angesprochen.

Für uns ist vor allem wichtig, daß Vitamine die besten Vorbeugungsmittel gegen Krankheiten darstellen, die man sich denken kann. Die schulmedizinische Ausbildung der meisten Ärzte beschränkt sich allerdings nur auf ganz elementare Tatsachen: So ist bekannt, daß ein Mangel an Vitamin C zu Skorbut führt, daß ein Mangel an Vitamin B Beriberi hervorruft, und daß Rachitis entsteht, wenn dem Körper Vitamin D fehlt. Daß Vitamine zur Prophylaxe gegen verschiedene Krankheiten verwendet werden können, ist dagegen eine relativ neue Entdeckung und wird in der Schulmedizin noch viel zuwenig berücksichtigt.

Ideal ist dabei, daß Vitamine auf natürliche Weise vorbeugend gegen Erkrankungen wirken und den Organismus nicht belasten – im Gegensatz zu vielen chemischen Präparaten. Der tägliche Bedarf an Vitaminen liegt im Milligrammbereich. Der Körper benötigt also nur winzige Mengen, mit denen er obendrein sparsam umgeht; aber diese Mengen sind für den Ablauf der Stoffwechselvorgänge unbedingt erforderlich. Ohne die ebenfalls essentiellen Spurenelemente und Mineralstoffe wie Kalzium, Jod, Eisen, Magnesium, Phosphor und Zink können die Vitamine allerdings nicht wirksam werden. Für die Krankheitsvorsorge ist es also wichtig, sowohl für einen ausgeglichenen Vitaminhaushalt zu sorgen als auch auf genügende Mengen von Spurenelementen und Mineralstoffen zu achten.

Die folgenden Ausführungen zeigen Ihnen, wie die Vitamine wirken und in welcher Kombination sie am besten eingesetzt werden können. Zuvor aber noch ein kurzer Hinweis auf einige Faktoren, die sich schädlich auf den Vitaminhaushalt des Körpers auswirken können.

2. Beeinträchtigungen des Vitaminhaushalts

○ Eine einzige Zigarette läßt den Wert von hundert Milligramm eines Vitamins unwirksam werden.

○ Tägliche Alkoholmengen von hundert Gramm zerstören die Vitamine B_1, B_6 und besonders die Folsäure. Alkoholiker weisen außerdem einen extrem tiefen Magnesiumwert im Blutserum und in den intrazellulären Räumen auf.

○ Frauen, die hormonal eine Empfängnis verhüten, leiden dreimal sooft an einem Mangel an Vitamin B_1, B_6 und Vitamin C sowie an Folsäure als Frauen, die keine Antibabypille nehmen.

○ Bei einer eiweißreichen Kost verbraucht der Körper mehr Vitamin B_6.

○ Belastend auf die Produktion von Vitamin D wirkt sich die
Großstadtluft aus, die die für diesen chemischen Prozeß not-
wendigen ultravioletten Strahlen der Sonne nicht durchläßt. Somit haben Menschen in Industriegebieten nur ein Drittel der
Menge Vitamin D, die normalerweise Landbewohner produzieren können.

3. So werden Vitamine verabreicht

Oft taucht die Frage auf, ob synthetisch hergestellte oder natürliche Vitamine vorteilhafter seien. Nun, chemisch erzeugte Askorbinsäure (Vitamin C) ist beispielsweise weniger wirksam als Hage-
buttenextrakt, der das Vitamin von Natur aus enthält. Denn bei
dieser Mischung wird die Wirkung des Vitamins C um ein Vielfaches durch zusätzlich vorhandene Spurenelemente und Mineralstoffe gesteigert. Ähnliches gilt etwa auch für Vitamin E.

Allgemein wird auch die Zuführung von Vitaminen in natürlichen Mitteln wie hier dem Hagenbuttenextrakt vom Körper besser
vertragen. Synthetisch erzeugte Präparate zeigen öfter einmal unerwünschte Nebenwirkungen.

In den letzten Jahren hat die chemische Produktion von Vitaminen allerdings große Fortschritte gemacht. Es gelang schließlich, Kapseln herzustellen, die eine Langzeitwirkung erreichen.
Dadurch wird verhindert, daß der Blutspiegel für Vitamine zu
hoch wird und diese dann vorzeitig über die Nieren ausgeschieden
werden. Durch mikroverkapselte Vitamine ist eine gleichmäßige
Verteilung über den ganzen Tag gesichert.

Vitamine sollen an kühlen, trockenen Plätzen gelagert und innerhalb der auf der Verpackung angegebenen Ablauffrist verwendet werden.

Fettlösliche Vitamine können im Körper im Leberzellgewebe
länger als vierundzwanzig Stunden gespeichert werden. Wasserlös-
liche Vitamine werden dagegen im allgemeinen innerhalb von vier
bis sechs Stunden ausgeschieden. Je größer ein Vitamindefizit ist,
desto größer muß die zuzuführende Vitaminmenge sein.

4. Das sind die einzelnen Vitamine

Vitamin A

Zu seiner Verwertung müssen Mineralstoffe im Körper vorhanden sein. Vitamin A ist fettlöslich. Der Erwachsene hat einen Tagesbedarf von etwa fünftausend I. E. (Abkürzung für: Internationale Einheit), bei schwangeren und stillenden Frauen liegt er höher. Vitamin A erhöht die Empfindlichkeit der Netzhaut: Die Lichtanpassung wird verbessert und das Sehen im Dunkeln ermöglicht. Es hilft auch bei der Beseitigung von Alterspigmentflecken und spielt bei der Widerstandsfähigkeit des Körpers gegen Akne eine Rolle.

Vitamin A ist für gesunde Haut, gesunde Zähne und widerstandsfähiges Zahnfleisch verantwortlich. Auch gegen die Schilddrüsenüberfunktion kann Vitamin A hilfreich sein. Ein Mangel an Vitamin A kann zu Bindehautentzündungen führen und bringt trockene Haut mit sich. Nachtblindheit gilt als ein Warn- und Frühsymptom dieses Vitamindefizits.

Vitamin A kommt in seiner natürlichen Form vor in Lebertran, Karotten, Eiern, Milch, Käse, gelbem Obst (Aprikosen zum Beispiel). Mehr als fünftausend I. E. pro Tag können bei Erwachsenen zu Vergiftungsanzeichen führen wie zum Beispiel Haarausfall, Übelkeit, Brechreiz, Knochenschmerzen, Lebervergrößerung mit Völlegefühl im rechten Oberbauch. Wenn reichlich Innereien gegessen werden, braucht der Körper kein zusätzliches Vitamin A mehr.

Vitamin B₁

(Thiamin) ist wasserlöslich und muß dem Körper täglich zugeführt werden, da sonst Mangelerscheinungen auftreten. Es ist am sinnvollsten, die Vitamine der B-Gruppe gemeinsam aufzunehmen, denn die einzelnen Untergruppen dieses Komplexes ergänzen sich gegenseitig. Die erforderliche tägliche Dosis liegt bei Erwachsenen bei einem Milligramm. Zu Zeiten eines gesteigerten Bedarfs, bei Sportlern, schwangeren Frauen, bei stillenden Müttern und in der Rekonvaleszenzphase nach Operationen ist der Bedarf erhöht und kann mit eineinhalb Milligramm täglich angenommen werden.

Vitamin B_1 ist verantwortlich für die normale Funktion des Nervensystems und der Muskulatur (Herzmuskel, Skelettmuskulatur). Es hilft bei Nervenentzündungen, Zahnschmerzen, Nervosität und bei Herpes zoster sowie bei Zosterneuralgien (Gürtelroseschmerzen). Bei Vitamin-B_1-Mangel treten Nervenschmerzen auf, das voll ausgeprägte Krankheitsbild heißt Beriberi. Bei der Behandlung der Ausfallerscheinungen chronisch Alkoholkranker hat sich Vitamin B_1 besonders bewährt. Es ist jedoch vor einer intravenösen Verabreichung zu warnen. Denn hierbei können tödliche Allergien auftreten.

Natürliches Vorkommen findet sich in Hefe, Naturreis, Haferflocken, Gemüse, Milch und Eiern.

Bitte beachten Sie: Durch den Kochvorgang wird Thiamin schnell zerstört. Medikamente mit Schwefelbestandteilen schwächen die Wirkung von Thiamin stark ab, das gilt auch für Östrogene und Antazide (Mittel gegen überschüssige Magensäure). Raucher, Trinker und Menschen, die einen großen Kohlehydratkonsum haben, brauchen zusätzlich Vitamin B_1, um einem Mangel vorzubeugen.

Vitamin B_2

(Riboflavin) ist ein leicht resorbierbares, wasserlösliches Vitamin. Es kann im Körper nicht gespeichert werden und muß jeden Tag in ausreichender Menge aufgenommen werden. Riboflavin ist hitzebeständig, säurefest und nicht leicht oxydierbar. Der Körper benötigt am Tag etwa eineinhalb Milligramm. Nur unter besonderen Umständen wie Krankheit, Streß oder Schwangerschaft entsteht ein deutlicher Mehrbedarf.

Riboflavin ist notwendig für eine gesunde Haut, für feste Fingernägel und schönes Haar. Ein Mangel zeigt sich in rissigen, spröden Lippen, längsgerillten Fingernägeln und Müdigkeit.

Überdosierungen sind nicht mit Sicherheit nachweisbar. Eventuell können Benommenheit und Kribbeln in Armen und Beinen als Folgen einer extremen Überdosierung auftreten. Licht (besonders die kurzwellige Strahlungsform) sowie basisch reagierende Stoffe zerstören Riboflavin schnell.

Vitamin B$_6$

(Pyridoxin) ist wiederum ein wasserlösliches Vitamin, mit dem der Körper täglich versorgt werden muß, da er es nicht speichern kann. Es wirkt leicht wassertreibend und kann als natürliches Vorbeugungsmittel gegen Wadenschmerzen und Wadenkrämpfe verwendet werden. Es begünstigt die Synthese von Nukleinsäuren und wirkt dadurch dem Alterungsprozeß entgegen. Als notwendige Tagesmenge können unter normalen Bedingungen zwei Milligramm angenommen werden. Bei tausendfacher normaler Dosis (zwei bis zehn Gramm) können neurologische Symptome auftreten wie nächtliche Unruhe, Reizbarkeit, Schlafstörungen, vermehrte paradoxe Schlafphasen und leichte Verwirrtheitszustände.

Der Pyridoxinbedarf steigt stark an, wenn Frauen die Antibabypille einnehmen. Vitamin B$_6$ vermag auch den Insulinhaushalt des Körpers zu regulieren; so wird ein erhöhter Insulinbedarf gesenkt. Vereinzelt wird berichtet, daß Pyridoxin bei Diabetikern zu einer Unterzuckerung geführt hat. Am besten wirkt das Vitamin in Verbindung mit den anderen Vitaminen der B-Gruppe. Auch Magnesium soll seine Wirkung erhöhen. In vielen Fällen kann Pyridoxin die Bewegungseinschränkung bei Parkinsonkranken abbauen.

Vitamin B$_{12}$

(Zyanokobalamin) ist ein wichtiger Stoff, der schon im Bereich von einigen Tausendstel Milligramm (Millionstel Gramm) wirkt. Es kann nur in Beisein von Kalziumionen aufgenommen werden. Bei vegetarischer Ernährung gelangt zuwenig Kobalamin ins Blut, es muß daher gesondert dem Körper zugeführt werden. Vitamin B$_{12}$ kann in geringem Ausmaß im Körper gespeichert werden.

In der Natur kommt es hauptsächlich in Innereien wie Leber, Niere, Milz und Lunge vor, auch Eier, Käse und alle anderen Milchprodukte weisen einen beträchtlichen Gehalt auf.

Das Wachstum bei Kindern und Jugendlichen wird durch dieses Vitamin gefördert. Es hilft im übrigen bei einer Übererregbarkeit des Nervensystems und bei Nervenschmerzen. Auch wird der Kohlehydrat- und Eiweißumsatz gefördert und erleichtert. Bei Menstruationsbeschwerden hat es sich auch als hilfreich erwiesen.

Vitamin B_{13}

(Orotsäure): Hier steht der Tagesbedarf nicht mit Sicherheit fest, er liegt im Milligrammbereich. Vitamin B_{13} sorgt dafür, daß Vitamin B_{12} und Folsäure im Körper besser verwertet werden. Bei der Behandlung der Multiplen Sklerose hat es sich gut bewährt.

Vitamin B_{15}

(Pangamsäure) ist ein leicht wasserlösliches Vitamin, das ähnliche Wirkungen wie Vitamin E zeigt. Es verhindert das Altern von Zellbestandteilen, verringert das Suchtverlangen bei Alkohol und Tabletten und beschleunigt die Regenerationszeit. B_{15} fördert die Proteinsynthese. Es unterbricht leichte Anfälle von Angina pectoris und Asthma, stärkt die körpereigene Abwehr und verhindert chronische Leberzellschäden. Das Vitamin kommt vorwiegend in Vollkorn, Kürbiskernen und Sesamkeimlingen vor.

Vitamin B_5

(Pantothensäure) ist gut wasserlöslich. Es ist für die normale Funktion des Nervensystems und des Nervengewebes verantwortlich. Die Tagesmenge liegt zwischen acht und zwölf Milligramm.

Vitamin B_5 kommt in natürlicher Form hauptsächlich in Fleisch, Innereien, Weizenkeimlingen, Bambussprossen, Hefe, Nüssen, Kleie, Vollkorn, Haferflocken und Milchprodukten vor. Von der Pantothensäure sind keine giftigen Begleiterscheinungen bekannt, auch nicht bei sehr hohen Dosierungen. Vitamin B_5 kann bestimmte Nebenwirkungen von Antibiotika mildern oder ganz aufheben, verhindert Erschöpfungszustände und beeinflußt günstig die Energiebilanz des Körpers. Als Hautpflegemittel hat es sich bestens bewährt. Auch in Haarwassern zur Vorbeugung gegen Haarausfall ist dieses Vitamin ein wichtiger Bestandteil.

Pantothensäure verträgt keine Hitze, keine Schlafmittel, keine Hormonpräparate und keinen Alkohol – sie wird dann unwirksam.

Vitamin B_c

(Folsäure) ist wichtig für die Blutbildung.

Vitamin C

(Askorbinsäure): Nur Menschen, Meerschweinchen und Menschenaffen (Gorillas und Schimpansen) können Askorbinsäure nicht selbst im eigenen Körper bilden. Sie sind daher auf die Zufuhr dieses Vitamins mit der Nahrung angewiesen. Der Tagesbedarf beträgt zirka ein Milligramm pro Kilo Körpergewicht, das heißt, bei siebzig Kilogramm sind das siebzig Milligramm Vitamin C. Bei Sportlern, schwangeren Frauen und bei Menschen, die unter Streß leiden, sind noch dreißig Prozent hinzuzurechnen. Raucher und ältere Menschen haben ebenfalls einen erhöhten Bedarf.

Vitamin C unterstützt ein schnelleres Heilen der Wunden, senkt den Cholesterinspiegel und verhindert Blutgerinnsel. Außerdem beugt es gegen Erkältungskrankheiten vor, steigert die Widerstandsfähigkeit des Körpers und erhöht die Lebenserwartung.

Hagebutten, Sanddorn, Zitrusfrüchte, Salat, Tomaten, frische, nicht zu lange gelagerte Kartoffeln und Kiwi enthalten viel Vitamin C. Auch hier gilt, daß das in diesen Pflanzen natürlich vorhandene Vitamin empfehlenswerter ist als ein synthetisches Präparat.

Vitamin C ist wasserlöslich und wird innerhalb kurzer Zeit über die Nieren ausgeschieden. Daher ist es wichtig, auf eine gleichbleibende Zufuhr dieses Vitamins zu achten. Es ist vorteilhaft, gleichzeitig Magnesiumtabletten einzunehmen, um zu verhindern, daß Nierensteine wegen eines Vitamin-C-Überschusses auskristallisieren. Da Aspirin die Ausscheidung von Vitamin C beschleunigt, sollte beides nicht gleichzeitig eingenommen, sondern ein Abstand von mindestens drei bis vier Stunden eingehalten werden.

Vitamin D

(Kalziferol) ist fettlöslich. Der Tagesbedarf liegt bei vierhundert I. E. Vitamin D ist für die richtige Verwertung von Kalzium und Phosphaten verantwortlich. Entsteht im Kindesalter ein Defizit an Kalziferol, ist nicht selten Rachitis die Folge. Weitere Mangelsyndrome sind Zahnverfall und Knochenerweichung. Im Erwachsenenalter spielt Vitamin D keine so bedeutende Rolle wie in der

Kindheit. Vitamin D unterstützt die Aufnahme von Vitamin C im Körper.

Vergiftungen treten auf, wenn mehr als fünfzigtausend I. E. täglich aufgenommen werden. Die ersten Anzeichen einer Vergiftung sind Schwäche, Müdigkeit, Kopfschmerzen, Brechreiz und Erbrechen. Später kommt es zu unstillbarem Durst, oftmaligem Wasserlassen und Eiweißausscheidung durch den Urin. Das sind gleichzeitig Hinweise auf eine gesteigerte Kalziumaufnahme des Körpers.

Vitamin D wird bei folgenden Erkrankungen mit mehr oder weniger großem Erfolg vorbeugend und heilend angewandt: Schuppenflechte, Gelenkentzündungen, allergische Ekzeme und Heufieber.

Vitamin E

(Tokopherol) ist gut fettlöslich und kann beim Menschen in den inneren Organen längere Zeit gespeichert werden. Der tägliche Bedarf liegt bei ungefähr zehn bis fünfzehn Milligramm. Die besten Eigenschaften und den deutlichsten Vitamincharakter weist das Alpha-Tokopherol auf.

Vitamin E vermag die Vitamin-A-Wirkung zu steigern. Es vermindert das Altern der Zellen und begünstigt die Sauerstoffverwertung im Körper. Tokopherol hilft Wunden schneller heilen zu lassen und lindert Wadenkrämpfe sowie Verspannungen der Muskulatur. Es soll angeblich das Sexualverlangen steigern und die Befruchtung begünstigen.

Vitamin E kommt hautpsächlich in Weizenkeimen, Pflanzenölen, Eiern, Vollkorn, Haferflocken und frischem Gemüse vor. Eisenverbindungen und Vitamin E vertragen sich gegenseitig nicht gut. Daher sollte bei der Einnahme eine zeitliche Distanz von einigen Stunden eingehalten werden.

Vitamin F

(Linol- und Linolensäure) hat noch keine genau definierte Tagesmenge. Bei kohlehydratreicher Kost steigt der Bedarf an Vitamin F. Linolensäure beugt einem zu hohen Blutspiegel von Cho-

lesterin vor, begünstigt eine gesunde Haut und gesunden Haarwuchs. Auch bei Herzerkrankungen hat sich Vitamin F bewährt.
    Besonders gut wirkt Vitamin F in Verbindung mit Vitamin E. In
Salbenform fördert es die Wundheilung und die Heilung von chronischen Ekzemen.

Vitamin K

(Phyllochinon): Der Bedarf an Phyllochinon ist bisher noch nicht
genau definiert worden, weil Vitamin K auch von Darmbakterien
gebildet werden kann. Phyllochinon hilft bei Hämorrhoiden, indem es die Blutungsbereitschaft hemmt. Es wirkt auch gegen zu
starke Monatsblutungen und fördert die Blutgerinnung. Bei einem
Mangel an Vitamin K kommt es zu Haarverlust, Ausfall der Wim-
pern, Verminderung der Schambehaarung und zu Darmreizungen
und Darmentzündungen.
    Natürliches Vorkommen: in Eiern, Kohl, Lebertran, Soyaöl,
Sauermilch und Käse.

Vitamin P

(Hesperidin und Rutin) wird in Milligrammeinheiten gemessen. Es
verstärkt beträchtlich die Wirkung von Vitamin C. Rutin hält Haut
und Bindegewebe widerstandsfähig. In erster Linie dichtet es die
Kapillaren ab und kräftigt die Kapillargefäße. Rutin und Hesperidin kommen in besonders hoher Konzentration in Zitrusfrüchten
vor. Vitamin P läßt Schwellungen der Beine zurückgehen, beseitigt
Störungen im Innenohr, wirkt gegen Zahnfleischbluten, lindert In-
nenohrschwindel und die Neigung zu Hautblutungen.
    Die therapeutische Dosis liegt bei hundert Milligramm pro Tag.
Vergiftungen sind nicht möglich.
    Sicherlich möchten Sie mehr über dieses wichtige Gebiet erfah-
ren, als dieses Buch Ihnen im Rahmen eines Kapitels vermitteln
kann. Umfassende Informationen finden Sie in dem Sachbuch von
ULRICH RÜCKERT: *Vitamine und Mineralstoffe – Die Bausteine für
Ihre Gesundheit* (Ariston Verlag, Genf 1985).

Siebtes Kapitel

Alkohol, Nikotin und – Streß: gefährlich für den ganzen Körper

1. Droge Nummer eins

Willi D. aus Oberbayern starb an den Folgen einer Grippe. So stand es jedenfalls im Totenschein.

Wir wissen es besser. In Wirklichkeit wurde sein Tod durch die Droge Nummer eins verursacht; sie hatte seinen Körper so krankheitsanfällig gemacht, daß er einer Grippe keinen Widerstand mehr entgegensetzen konnte.

Diese »Droge Nummer eins« ist äußerst weitverbreitet. Allein in der Bundesrepublik sind nach Schätzung der Deutschen Hauptstelle gegen Suchtgefahren etwa zwei Millionen Menschen von ihr abhängig. Sie wird auf den Parties der feinsten Gesellschaft gereicht und kreist ebenso in den Zirkeln der Penner. Viele greifen zu ihr schon während der Arbeit, für andere ist der Feierabend ohne sie undenkbar. Und sie wird sogar besungen. Die »Droge Nummer eins« ist der Alkohol.

Willi D. trank bis zu acht Flaschen Bier pro Tag, dazu noch Wein – und obendrein war er Kettenraucher. Zehn Jahre lang ging alles gut, dann traten Leberstörungen auf. Hinzu kam, daß nun auch sein Arbeitsverhalten schlechter wurde und sein soziales Niveau zusehends sank. Mehrere Krankheiten machten ihn bettlägrig, bis er dann an der Grippe starb. Ein Extremfall?

Es ist unbestreitbar, daß regel- oder gar übermäßiger Alkohol-konsum auf alle Organe des Körpers schädigend einwirkt, insbesondere jedoch auf die Leber, die große chemische Fabrik in unserem Körper, und auf das Gehirn. Alkohol führt zu Herz-, Kreis-lauf- und Schlafstörungen, verursacht auch schwere psychische Störungen wie Angst, Reizbarkeit und Depressionen, um nur einige Folgen zu nennen. Besonders häufig leiden Alkoholiker an Mangelerscheinungen, hervorgerufen durch Fehlernährung. Dem Körper werden zu viele Kalorien in Form von Alkohol zugeführt – dafür werden Vitamine oder andere wichtige Bestandteile der Nahrung weggelassen. Nicht nur der Alkohol als solches, sondern auch jede einzelne Folgekrankheit, die ein übermäßiger Genuß nach sich zieht, schwächt das Immunsystem weiter und läßt den Körper immer anfälliger werden. Doch bereits die Einsicht in die Gefährlichkeit dieser Droge wird Ihnen helfen, den Alkoholkon-sum herabzusetzen.

Welche Mengen sind nun gefährlich? Die Wissenschaftler strei-ten sich darüber, ob bei gesunden Menschen die Gefährdung be-reits bei vierzig Gramm Alkohol pro Tag oder erst bei einer höhe-ren, beispielsweise der doppelten Menge eintritt. Vierzig Gramm – das sind etwa zwei Flaschen Bier oder ein halber Liter Wein.

Was meistens dabei nicht bedacht wird: Die Verträglichkeits-mengen schwanken nach Geschlecht, Körperbau und anderen Eigenschaften. Wichtiger noch: Wenn Ärzte von vierzig oder sech-zig Gramm Alkoholgenuß sprechen, so meinen sie schon damit, daß diese Menge über vierundzwanzig Stunden verteilt, ein Liter Bier also beispielsweise in mehreren kleinen Gläsern mittags und abends getrunken wird.

Wer einen Liter Bier, auf bayerisch »eine Maß«, innerhalb kur-zer Zeit hinunterschüttet, stellt die chemische Fabrik in seinem Körper auf eine harte Bewährungsprobe. Ich rate deshalb, gerade in körperlichen Krisenzeiten höchstens eine Flasche Bier pro Tag zu trinken.

Wer gehört bereits zu den Gefährdeten? Hier ein *Test,* frei nach dem Psychiater PROFESSOR WILHELM FEUERLEIN, der Anhaltspunkte über Alkoholabhängigkeit gibt:

1. Leiden Sie morgens an Übelkeit und Brechreiz?
2. Haben Sie mitunter das Gefühl, gefährdet oder bedroht zu sein?
3. Haben Sie öfter Alpträume?
4. Sind Sie sehr nervös?
5. Haben Sie schon einmal Sinnestäuschungen erlebt? Hören Sie vielleicht manchmal Geräusche oder sehen Sie Dinge, die es in Wirklichkeit nicht gibt?
6. Sind Sie manchmal grundlos eifersüchtig?
7. Sind Sie schon einmal warnend auf Ihren Alkoholkonsum angesprochen worden?
8. Wie haben Sie darauf reagiert? Werden Sie in Gesprächen ärgerlich, wenn auf Alkohol angespielt wird?
9. Sind Sie in letzter Zeit auf härtere Getränke umgestiegen – oder nehmen Sie harte Getränke zusätzlich zu Wein oder Bier, um die gewünschte Wirkung zu erreichen?
10. Trinken Sie, um leichter schlafen zu können?
11. Haben Sie ein schlechtes Gewissen, wenn Sie trinken?
12. Trinken Sie bei der täglichen Arbeit?
13. Waren Sie schon einige Male vormittags betrunken?
14. Zittern manchmal morgens Ihre Hände?
15. Ist es Ihnen unmöglich, ein paar Tage ohne Alkohol auszukommen?

Ganz allgemein: Wenn Sie mehr als drei Fragen bejahen, sind Sie gefährdet. Die Gefährdung hat indessen längst einen kritischen Punkt überschritten, wenn vor allem auf die Fragen 13, 14 und 15 ein Ja kommt. In jedem dieser Fälle sollten Sie Ihre Probleme mit Ihrem Arzt besprechen. Aber was können Sie selbst tun, um mit dem Trinken fertig zu werden?

2. Hilfe zur Selbsthilfe

Zwei *Meditationsübungen* bieten sich an. Sie kennen dies schon: Es beginnt mit einer einfachen Atemübung. Sie fühlen, daß neue

Kraft in Ihren Körper strömt. Sie lenken diese Kraft, Ihren Atem, erst in die Arme, dann in die Beine, in den Brustkorb. Sie sinken immer tiefer, wie mit dem Fahrstuhl in eine innere Welt. Ein Tor tut sich auf. Sie spüren Frieden, Ausgeglichenheit. Sie blicken in einen Bach mit reinem Wasser, spüren, wie es Ihren Körper reinigt. Genießen Sie ein paar Minuten lang das Gefühl der Frische und der neuen Kraft.

Eine Flasche Wein, Schnaps taucht vor Ihnen auf. Bevor Sie noch nach ihr greifen können, explodiert die Flasche ohne Knall, löst sich einfach in einer roten Wolke auf. Sie wissen: Sie brauchen den Alkohol nicht mehr. Das merken Sie jetzt mit jedem Atemzug. Langsam kehren Sie zurück in die Wirklichkeit. Sie haben das Gefühl, als würden Sie aufsteigen aus einem tiefen Schacht in die Helligkeit. Nach der Übung bleiben Sie – wie gelernt – noch einige Minuten sitzen, entspannen die Arme, ballen und öffnen die Fäuste.

Die zweite Übung: Sie verfahren wie gewohnt, versinken in der Entspannung. Sie sehen zwei Flaschen vor sich, die eine dunkel und schmutzig: in ihr eine eklige Flüssigkeit, schwer wie Öl. Ein Gift. Daneben eine durchsichtige, helle Flasche, gefüllt mit ganz reinem, klarem, kühlem Wasser. Sie können nicht anders. Ihre Hand greift an der dunklen Flasche vorbei zum klaren Wasser – die dunkle Flasche verschwindet im Hintergrund, wird undeutlich. Sie sehen nur das reine Wasser vor sich, spüren die Erfrischung. Wenn Sie nur an die dunkle Flüssigkeit denken, steigt ein schaler Geschmack in Ihnen auf. Sie greifen zum Wasser und merken, wie der schale Geschmack sofort verschwindet ... Und nun kehren Sie langsam in die Wirklichkeit zurück.

Zusätzlich empfehle ich Ihnen eine *Teekur,* die zugleich die schädlichen Wirkungen des Alkohols herabsetzt und Sie damit auch stärkt, ihn abzulehnen.

Lassen Sie von Ihrem Apotheker eine Mischung aus *Kamille, Mariendistel* und *Bergschafgarbe* zubereiten, oder verlangen Sie nur einen *Extrakt* der Mariendistel. Den Tee trinken Sie dreimal täglich, immer vor den Mahlzeiten.

3. *Die wichtigste vermeidbare Krankheitsursache*

Eine andere Sucht gilt als Hilfsmittel zur Selbstverstümmelung. Für die Weltgesundheitsbehörde (WHO) ist sie sogar die »wichtigste vermeidbare Ursache von Krankheiten und vorzeitigem Tod«. Gemeint ist die Zigarette. Sie verursacht neunzig Prozent aller Fälle von Lungenkrebs, fünfundsiebzig Prozent aller Erkrankungen des Atmungssystems und fünfundzwanzig Prozent bestimmter Gefäß- und Herzleiden. Nikotin beeinflußt eine Reihe von körpereigenen Stoffen im Gehirn, die das Gefühl des Wohlbefindens steuern. Der Münchner Arzt EDUARD ERNST wies sogar nach, daß Rauchen auch das Blut verändert – die Zahl der weißen Blutkörperchen wird erhöht, was sich auf das Herz auswirken kann, und die roten Blutkörperchen reagieren weniger flexibel als sonst. Für den Laien läßt sich das Forschungsergebnis in einem Satz zusammenfassen: Raucher haben dickeres Blut. Durchblutungsstörungen sind bei Rauchern vorprogrammiert. Wenn Sie gesund bleiben wollen, dann gibt es nur eins: Aufhören mit dem Rauchen!

Viele Patienten haben meine Praxis verlassen und von Stund an nicht mehr geraucht. Sie taten es mit meiner Hilfe – und aus eigener Kraft. Der eigene Wille darf dem Entschluß »Ich höre mit dem Rauchen auf« nicht entgegenstehen.

Der sofortige Bruch mit der Sucht ist möglich – meist jedoch nur mit ärztlicher Hilfe. Versuchen Sie es in mehreren Schritten: Notieren Sie erst einmal, wieviel Sie täglich rauchen. Aber bitte: Seien Sie ganz ehrlich!

Auch hier kann *Autosuggestion* helfen. Sie versetzen sich dazu in eine tiefe Entspannung, in der Sie Ihren Körper durchsichtig vor sich sehen – gefüllt mit Rauchschwaden, Ruß und Teerbröckchen. Sie atmen schwer. Die Lunge ist voll schwarzen Staubs. Ganz tief einatmen. Sie merken: Luft dringt ein, bläst Rauch hinaus, die Schwaden werden dünner, wehen davon. Ihr Körper wird wieder durchsichtig. Auch der Staub aus der Brust vergeht. Sie atmen leichter, glauben zu schweben . . .

Nach solchen Übungen wird es Ihnen nicht mehr schwerfallen, weniger zu rauchen. Nehmen Sie sich dazu Etappenziele vor: Ich rauche nicht mehr bei Gesprächen, nicht mehr am Abend, nicht mehr bei der Arbeit, nicht mehr beim Autofahren.

Wiederholen Sie dabei täglich die Übung, bei der Sie in Ihren Körper blicken. Von Mal zu Mal sehen Sie dabei weniger Rauch, weniger Schmutz. Der Nebel weicht zurück – Ihr Blick geht durch Schwaden hindurch, hinaus auf eine Wiese oder ein Meer. Noch hängt ein leichter Schleier darüber. Aber auch er verschwindet. Die Luft ist klar, der Blick weit. Dieses Bild gibt Ihnen Kraft für den letzten Schritt: die Zigarette für immer wegzulegen.

Weitere Meditationsübungen werden Ihnen helfen, nicht rückfällig zu werden:

Sie stellen sich in der Entspannung den Körper ganz durchsichtig vor – und er bleibt ganz durchsichtig. Nichts trübt den Blick.

Sie sehen vor sich, wie Sie versehentlich, aus alter Gewohnheit, eine Zigarette anzünden wollen. Die Streichhölzer haben Sie schon in der Hand. Auch die Zigarette. Aber Sie drücken die Zigarette in den Aschenbecher, zerbrechen sie ganz schnell, bevor Sie das Ding zu Ihrem Mund führen können ... Erleichterung macht sich in Ihrer Brust breit, sie dehnt sich aus, Sie atmen tief und frei. Ein herrliches Gefühl.

Auch hier wieder ein *Teerezept* als Begleitkur: Allein dadurch wird schon Ihre Anfälligkeit für Nikotin vermindert.

> *50 Gramm Haferstroh*
> *30 Gramm Calmuswurzel*
> *20 Gramm Melisse*

Dreimal täglich eine Tasse heiß trinken. Zusätzlich eine Tasse, wenn Sie Lust zum Rauchen spüren. Denken Sie dabei auch an den Satz der Weltgesundheitsbehörde: Rauchen ist die wichtigste vermeidbare Krankheitsursache.

Wie Sie in fünf Tagen das Rauchen aufgeben zeigen Ihnen übrigens Dr. med. J. W. McFarland und E. J. Folkenberg in ihrem gleichnamigen Buch (Ariston Verlag, Genf 1985).

4. Wie gefährlich ist Streß?

Auch der permanente Streß – Hektik, Nervosität, Leistungsdruck, Versagensängste, Überlastung und dergleichen – gehört zu den Faktoren, die (ähnlich wie Alkohol und Nikotin) die Abwehrkräfte des Körpers aushöhlen. Schwere Streßereignisse können dann bereits bedrohliche Beeinträchtigungen der Gesundheit nach sich ziehen.

Hier ist eine Liste zur Selbstdiagnose. Die Frage lautet: Wie gefährlich ist Streß für Sie? Besonders die nachstehenden Ereignisse wirken sich aus als belastender, krankmachender seelischer Druck – sogar wenn es sich um erfreuliche Ereignisse handelt (eine Hochzeit ist so aufregend wie der Verlust des Arbeitsplatzes):

Tod des Ehepartners	100 Punkte
Scheidung	70 Punkte
Tod eines nahen Verwandten	60 Punkte
Krankenhausaufenthalt	50 Punkte
Heirat	50 Punkte
Verlust des Arbeitsplatzes	50 Punkte
Pensionierung	45 Punkte
Schwangerschaft	40 Punkte
Ehestreit	40 Punkte
Bürgschaft (größerer Betrag)	35 Punkte
Kinder verlassen das Haus	30 Punkte
Streit am Arbeitsplatz	30 Punkte
Wohnortwechsel	25 Punkte
Polizeiverwarnung	20 Punkte
Änderung der Eßgewohnheiten (Schlankheitskur)	20 Punkte
Weihnachten	15 Punkte
Ferien	10 Punkte

Überlegen Sie nun: Ist Ihre allgemeine Streßbelastung bereits relativ hoch? Fühlen Sie sich ständig überfordert und überlastet? Sind Sie nervös und gereizt? Rauchen und trinken Sie vielleicht außerdem überdurchschnittlich viel?

Wenn dann noch eines oder mehrere der Streßereignisse aus der vorstehenden Liste dazukommen, folgt meistens früher oder später eine Krankheit. Der Mensch ist eben nicht unbeschränkt belastbar. Bei Krebserkrankungen wurden in den meisten Fällen Streßwerte über 100 Punkte gefunden. 100 Punkte – da hat die Gefahr also längst begonnen, denn die allgemeine Belastung bildet ja bereits einen »Grundstock« von vielleicht 10 bis zu 50 Punkten!

Überlegen Sie auch, wie das bisher mit den Krankheiten in Ihrem Leben war: Gab es da nicht immer vorher etwas? Ein Schicksalsschlag, eine Streßsituation, eine seelische Krise? Auf jeden Fall sollten Sie mit Krankheitsvorbeugung nicht erst beginnen, wenn sich eine Krankheit abzeichnet. Schon eine seelische Belastung oder eines der aufgezählten Ereignisse muß für Sie ein Anlaß sein, die Abwehrkräfte Ihres Körpers zu unterstützen.

Beginnen Sie mit Atemübungen, um sich zu entspannen; im zweiten Kapitel dieses Buches haben Sie gelernt, gelöst und ruhig zu werden. Gewinnen Sie – wie im dritten Kapitel beschrieben – mit heilsamen Gedanken Ihr Gleichgewicht wieder! Und machen Sie eine Teekur zur Stärkung Ihrer Abwehrkräfte (siehe auch Seite 77).

Wo liegen Ihre gesundheitlichen »Schwachstellen«? Schlagen Sie dann unter dem zutreffenden Stichwort im zweiten Teil dieses Buches nach, und ergreifen Sie die empfohlenen weitergehenden Maßnahmen. Erlernen Sie *die Kunst, nicht krank zu werden!*

ZWEITER TEIL

Vorbeugungsmaßnahmen gegen Krankheitsgefahren

Vorab möchte ich Ihnen zwei Kräutertees empfehlen, die Ihre Abwehrkräfte allgemein stärken. Sie sind aber – wohlgemerkt – keine Heilmittel, sondern lediglich als eine zusätzliche Hilfe und Stärkung für Ihren Körper gedacht:

Rezept 1   *50 g Römische Kamillenblüten*
50 g Bergschafgarbe
50 g Silbermantel

Rezept 2   *30 g Bockshornklee*
40 g Knabenkrautwurzel
50 g Ginsengwurzel

Diese Mischungen sind in vielen Apotheken, jedenfalls in größeren, problemlos zu erhalten.

Da ich mit den von mir entwickelten speziellen Teemischungen bei der Behandlung zahlreicher Beschwerden und Erkrankungen beste Heilerfolge verzeichnen konnte, verweise ich an dieser Stelle auf das Buch von ANITA HÖHNE *Heiltees, die Wunder wirken* (Ariston Verlag, Genf 1986), das über 1 800 meiner Teerezepte zur Anwendung bei mehr als 100 Krankheiten enthält (siehe auch Seite 214 ff.).

In den nachfolgenden, alphabetische geordneten Abschnitten werden folgende gebräuchliche Abkürzungen verwendet:

g = Gramm   l = Liter
EL = Eßlöffel   TL = Teelöffel
D = Dilutio, homöopathische Verdünnung (Dezimalpotenz)

Afterrisse

Bei einer Bindegewebsschwäche kann es zu Einrissen in der After-schleimhaut kommen. Auch Hautschädigungen, Dermatitis oder Ekzeme in der Analregion haben unter Umständen solche Risse zur Folge. Eine richtige Ernährung hilft hier vorzubeugen. So sollten Sie kochsalzarm essen und auf blähende Speisen verzichten. Vorteilhaft ist auch eine *Frischsaftkur* mit *Karotten, roten Rüben, Löwenzahn* oder *Schafgarbe*. Außerdem sollte man täglich mindestens vierzig Minuten spazierengehen. Achten Sie unbedingt darauf, daß Sie einen weichen und regelmäßigen Stuhlgang haben. Hierfür eignet sich Leinsamen besonders gut.

Folgender *Kräutertee* hat bisher stets eine hervorragende Wirkung gezeigt:

> *30 g Engelsüßwurzel*
> *30 g Faulbaumrinde*
> *20 g Heidelbeerblätter*
> *30 g Klettenwurzel*
> *20 g Löwenzahnwurzel*
> *30 g Wegwartewurzel*

Die Kräuterwurzelmischung sollte in einem halben Liter Wasser kalt angesetzt werden. Dann drei Minuten kochen lassen und abseihen. Den Tee mit Honig süßen und täglich drei bis vier Tassen trinken.

Lindernd wirken zudem tägliche *Kamilleumschläge* in der Analregion. Auch das Auftragen von *Lebertransalbe* hat sich bewährt.

Allergien

Unter Allergie ist eine Überempfindlichkeit des Körpers gegen einen bestimmten oder verschiedene Stoffe zu verstehen. Die Folge sind unangenehme bis lebensgefährliche Überreaktionen der Haut oder der Schleimhäute, der Atmungs- oder Verdauungsorgane. Zur Vorbeugung ist es wichtig, erst einmal herauszufinden, auf welche Substanz der Körper allergisch reagiert. Wenn Sie sich über einen längeren Zeitraum sehr genau beobachten, werden Sie vielleicht feststellen, daß das immer wieder beim Kontakt mit einem ganz bestimmten Stoff der Fall ist: bei einer Speise, einer Frucht, in der Nähe von Haustieren oder von dieser oder jener Blüte, auch ausgelöst durch Hausstaub, ein Arzneimittel, die Berührung eines Metalls ... Sie wissen dann schon genauer, welchen Stoff Sie unbedingt meiden müssen.

Die Neigung zu Allergien ist häufig auch mit einem Kalkmangel verbunden. Deshalb sind vorbeugend eine kalkreiche Nahrung sowie die Einnahme eines guten Kalkpräparates notwendig.

Allergien haben aber alle möglichen Ursachen, und die Bereitschaft zur allergischen Überreaktion des Immunsystems wird zum Beispiel auch in der seelischen Verfassung des einzelnen liegen. Eine angespannte persönliche Situation kann durchaus eine körperliche Abwehr- und Überreaktion hervorrufen. Andere Gründe können bei einem jungen Menschen ein noch nicht abgeschlossener Reifeprozeß und ein fehlendes persönliches Lebensbild sein.

Bei Neigung zu Allergien helfen ganz allgemein *Hand- und Fußbäder* sowie *Nierenkompressen:* eine *Knoblauchzwiebel,* je eine halbe Handvoll *Weißdornblüten, Schöllkrautblätter, Hundszahngraswurzel, Besenginsterblüten, Salbeiblätter* und *Lindenblüten* pro Liter Wasser.

Eine besondere Art der Allergie ist der *Heuschnupfen.* Viele Menschen glauben, daß dagegen »kein Kraut« gewachsen sei. Doch es gibt eine ganze Reihe von Vorbeugungsmaßnahmen, die sehr wirksam sind. Wenn Sie unter Heuschnupfen zu leiden haben, so sollten Sie einige Wochen vor dem voraussichtlichen Auftreten des Heuschnupfens – also vor dem Pollenflug – *Wabenhonig* verwenden und in dreitägigen Zyklen Honig essen, und zwar zwei bis drei Eßlöffel täglich. Dabei sollten Sie möglichst einen Honig verwenden, der in Ihrer näheren Umgebung gewonnen wird. Je einen Eßlöffel Honig und Apfelessig in einem Glas Wasser verdünnen – das ist ein ausgezeichnetes Vorbeugungsmittel für Pollenallergiker.

Wichtig ist es, ganz allgemein die Abwehrkräfte zu stärken. Dazu gehört eine reizarme und rohkostreiche Ernährung. Im akuten Sta-

dium des Heuschnupfens sollten Sie weniger Flüssigkeit zu sich nehmen. Zur Abhärtung sind *Wassertreten* oder *Ganzwaschungen* ebenso
wie eine *Trockenbürstenmassage* empfehlenswert – wie bereits von
Sᴇʙᴀꜱᴛɪᴀɴ Kɴᴇɪᴘᴘ empfohlen. Und noch ein Mittel wirkt hervorragend
gegen den Heuschnupfen: *Ameisensäure*. Sie wird mit einer Kräutermischung bei zehn homöopathischen Einspritzungen unter die Haut
gegeben.

Verbringen Sie Ihren Urlaub am besten in einer »Kontrastland-
schaft«. Das heißt, wenn Sie in der Ebene wohnen, gehen Sie ins
Hochgebirge. Und wenn Sie im Hochgebirge wohnen, fahren Sie an
die Adria oder an die Nordsee. Schlafen Sie nach Möglichkeit nicht
bei offenem Fenster, halten Sie die Fenster mindestens von vier Uhr
früh bis zehn Uhr abends geschlossen. Schalten Sie beim Autofahren
die Lüftung nicht ein, und öffnen Sie die Fenster nicht. Vereinzelt gibt
es Autos mit Pollenfilter (SAAB Turbo). Pflegen Sie in der Zeit ihrer
stärksten Beschwerden nicht selbst Ihren Garten. Vermeiden Sie, so
gut es geht, jeden Kontakt mit Staub. Verwenden Sie Luftionisatoren.
Bekämpfen Sie Ihre Beschwerden nicht mit Kortison, sondern verwenden Sie natürliche und pflanzliche Heilmittel.

Vorbeugend ist es besonders gut, jeden Tag drei Teelöffel *Blütenpol-
lengranulat* einzunehmen, da auf diese Weise der Körper hypo- oder
desensibilisiert wird.

Während der Allergiezeit, also in den Monaten März, April, Mai,
Juni und Juli, wird von manchen Ärzten *Kalzium* gespritzt. Es handelt sich dabei wahrscheinlich um einen Placeboeffekt (siehe drittes
Kapitel: *Auch Lachen ist ein Heilmittel*), denn bis heute ist noch nicht
bewiesen worden, daß Kalzium die Histaminfreisetzung vermindert,
die die allergischen Symptome auslöst.

Wenn *Kinder* an Heuschnupfen und allergischem Asthma leiden,
sind folgende Grundsätze zu beachten:

Die Zimmer sollten leicht reinzuhalten sein, das heißt, die Einrich-
tung sollte nur aus wenigen Möbeln bestehen, die leicht und gut abwaschbar sind. Betten mit Gänse- oder Hühnerfedern sind zu beseitigen. Es sollte nur synthetisches Material verwendet werden. Auch
Matratzen mit Roßhaaren oder anderen tierischen Haaren kommen
nicht in Frage. Am besten ist für Kinder Spielzeug aus Holz oder Pla-

stik, das abwaschbar ist. Haustiere sollten im Interesse der allergischen Kinder nicht gehalten werden. Bei der Reinigung des Zimmers sollten die Kinder den Raum verlassen.

Ganz gefährlich ist rauchgeschwängerte Luft. Es sollte immer darauf geachtet werden, daß Kinder nicht in Räumen sind, in denen geraucht wird.

Ein Kräutertee zur Vorbeugung gegen *Allergie* und speziell *Heuschnupfen*:

  30 g Anis
  30 g Augentrost
  20 g Leinsamen
  30 g Veilchenwurzel

Diesen Tee zehn Minuten ziehen lassen und abseihen. Über den ganzen Tag verteilt vier bis fünf Tassen trinken.

Für *Nasenspülungen:*

  1 EL Arnikablüten
  1 Handvoll Salbeiblätter

Diese Mischung mit einem halben Liter siedendem Wasser übergießen und zugedeckt fünfzehn Minuten ziehen lassen, dann abseihen. Der Tee wird aus der hohlen Hand aufgezogen. Auf diese Weise ist die Nase fünf- oder sechsmal am Tag zu spülen.

Vorbeugend gegen Allergien wirken auch *Inhalationen*. Besonders empfehlenswert sind Dämpfe von *Eukalyptus, Kamille, Salbei* und *Menthol*. Eukalyptusöl kann auch einem Inhalationsapparat zugesetzt werden. Wenn kein Apparat vorhanden ist, kann auch ein Topf mit dieser dampfenden Flüssigkeit vor das Gesicht gestellt werden. Der Kopf wird dann mit einem Leintuch bedeckt, so daß die Dämpfe direkt durch die Nase eingeatmet werden können. Wirkungsvoll sind auch *Bestrahlungen* mit der Höhensonne. Bei jeder Neigung zu Heuschnupfen und Allergien besteht absolutes Alkohol- und Nikotinverbot.

Angina

Die Erkrankung – die akute Mandelentzündung – beginnt meist mit hohem Fieber, das bis zu vierzig Grad steigen kann. Dazu kommen Schüttelfrost, Zittern am ganzen Körper und vor allem Schluckbeschwerden. Weitere Symptome sind Appetitlosigkeit und die Neigung zu Erbrechen. Oft sind die Lymphdrüsen stark angeschwollen.

Charakteristisch für diese Krankheit ist ein starker Mundgeruch, da der Hauptinfektionsherd in den Gaumen- und Rachenmandeln zu lokalisieren ist.

Angina ist besonders deshalb gefährlich, weil sie zu Herzbeschwerden und sogar Herzfehlern, Rheumatismus mit Gelenkentstellungen und chronischen Nierenentzündungen führen kann.

Ursache ist meist eine Infektion durch Streptokokken. Andere Krankheitserreger sind weniger häufig und bis auf wenige Ausnahmen auch nicht so gefährlich.

Besteht eine Anfälligkeit für Angina, sollten kalte Getränke und Eis gemieden werden, denn bei jeder Unterkühlung besteht akute Anginagefahr. Vorbeugend helfen Obsttage, wobei es auf reichlich Vitamin C ankommt.

Kräutertee zur Vorbeugung:

> *30 g Eibischwurzel*
> *30 g Thymian*
> *20 g Fenchel*
> *10 g Anis*
> *30 g Echinacea*

Dieser Tee sollte kurz aufgebrüht und dann schluckweise über den Tag verteilt getrunken werden.

Auch frische Pflanzensäfte haben eine sehr gute vorbeugende Wirkung, vor allem *Hagebuttensaft*. Davon sollte täglich ein Viertelliter getrunken werden. Die gleiche Menge gilt für *schwarzen Johannisbeersaft* und *Sanddornsaft*.

Angina pectoris

Bei der Angina pectoris tritt ein plötzlicher heftiger Schmerz hinter dem Brustbein und in der Herzgegend auf. Er strahlt meistens bis in den Arm aus. Der Anfall ist mit Atemnot und Angstgefühl verbunden und kann durch körperliche oder seelische Anstrengungen ausgelöst werden oder durch schwere Mahlzeiten mit zu fettreicher Kost.

Typisch ist, daß sich die Anfälle innerhalb kurzer Zeit wiederholen. Die Schmerzen dauern dabei drei bis fünf, in schweren Fällen bis zu zehn Minuten an.

Die Ursache dieser Krankheit liegt hauptsächlich in einer verminderten Herzdurchblutung. Meistens sind die Herzkranzgefäße durch Cholesterinanlagerungen verengt, so daß der Herzmuskel zuwenig mit Sauerstoff versorgt wird. Die Anfälle sind bei Rauchern dreimal häufiger und fünfmal gefährlicher als bei Nichtrauchern.

Die Angina pectoris muß grundsätzlich als mögliches Anzeichen eines drohenden Herzinfarktes verstanden werden.

Tinktur zur Vorbeugung:

> *50 g Passionsblumenextrakt*
> *50 g Weißdornextrakt*

Von dieser Mischung sollten dreimal fünfundzwanzig Tropfen täglich eingenommen werden.

Sehr wichtig ist es, das Herz durch eine Kostumstellung zu entlasten.

Die Speisen sollten in erster Linie salzarm und pflanzlicher Art sein und zugleich wassertreibend wirken. An Säften empfehle ich Ihnen *Bärlauchsaft* (einen Viertelliter pro Tag), *Melissensaft, Orangensaft* (einen halben Liter pro Tag), *Rote-Beete-Saft* (einen halben Liter pro Tag), *Sanddornsaft* (einen Viertelliter pro Tag). Auch eine Mischung von *Spitzwegerichsaft* mit *Karottensaft* (einen halben Liter pro Tag) ist hilfreich.

Kräutertee zur Vorbeugung:

> *30 g Weißdornfrüchte*
> *20 g Weißdornblüten*
> *5 g Arnikablüten*
> *30 g Melissenblätter*
> *30 g Johanniskraut*

Von diesem Tee sollte ein Eßlöffel auf eine Tasse siedendes Wasser genommen werden. Den Tee zehn Minuten ziehen lassen, abseihen und pro Tasse mit Honig süßen. Es genügen vier bis fünf Tassen am Tag.

Herztropfen zur Vorbeugung:

> *50 g Weißdornblüten*
> *50 g Salbeiblätter*
> *20 g Rosmarinblätter*
> *10 g Enzianwurzel*

Die Mischung in fünfundsiebzigprozentigem Alkohol zehn Tage lang ziehen lassen, abseihen. Dreimal fünfzehn Tropfen täglich in etwas Wasser verdünnt einnehmen.

Zur besseren Durchblutung der Herzkranzgefäße ist manchmal täglich eine halbe oder eine viertel Tablette *Aspirin* hilfreich. Auf diese Weise wird das Blut dünnflüssiger, und es kann Blutgerinnseln vorgebeugt werden.

Mindestens einmal in der Woche sollte ein Obsttag eingehalten werden. Bewegungstraining und Kreislauftraining sind ebenso zu empfehlen wie Radfahren, Schwimmen oder Laufen.

Arterienverkalkung

Durch falsche Ernährung können die Arterien so belastet werden, daß sie sich verengen und schließlich verstopft sind. Zuerst sammelt sich Cholesterin an den Gefäßwänden an, dann kommt es zu immer dicker werdenden Kalkablagerungen, die im Lauf der Jahre zunehmend die Zirkulation des Blutes beeinträchtigen.

Symptomatisch für die Arterienverkalkung oder *Arteriosklerose* sind ein hoher Blutdruck, Gedächtnisverlust, Unüberlegtheit bis Verwirrtheit, Herzschmerzen, Herzkrämpfe, abgestorbene Beine und Hände mit blauen Zehen und Fingern.

Zur Vorbeugung ist es wichtig, jede Form von Streß zu vermeiden. Finger weg von jeder Art von Gift! Mit anderen Worten: Geben Sie das Rauchen auf, und reduzieren Sie den Alkoholkonsum auf ein Glas Bier oder Wein pro Tag! Salzfreie Kost ist ebenso zu empfehlen wie cholesterinarme Ernährung.

Es sollten regelmäßig die Blutfettwerte bestimmt werden, um möglichen Gefahren rechtzeitig begegnen zu können. Gerade bei der Arteriosklerose ist eine Vorbeugung ganz besonders wichtig. Denn wenn die Arterien erst einmal für das Blut kaum noch durchgängig sind, helfen in manchen Fällen nur noch Infusionen mit Chelatbildnern, um den Kalk auszuscheiden; jedoch ist diese Therapie noch umstritten.

Ein *Teerezept* zur Vorbeugung:

> *40 g Mistelblätter*
> *30 g Kamille*
> *40 g Weißdornkraut*
> *20 g Hauhechelwurzel*
> *30 g Tausendguldenkraut*

Den Tee fünfzehn Minuten ziehen lassen und über den Tag verteilt fünf bis sechs Tassen trinken.

Vorbeugend wirken auch *Vitamin-E-Kapseln* und frisch gepreßtes Weizenkeimöl. Dosierung: täglich morgens einen Teelöffel.

Es hat sich auch als nützlich erwiesen, täglich mindestens eine *Knoblauchzehe* zu essen, denn Knoblauch senkt den Cholesterinspiegel. Auch *Bärlauch* erfüllt den Zweck.

Sie selbst können sich zu Hause als Vorbeugemittel eine *Knoblauchtinktur* zusammenstellen:

Dazu werden vier Knollen Knoblauch fein geschnitten in einen halben Liter Schnaps gegeben. Nach drei Wochen den Knoblauch herausfiltern. Die Tinktur ist nunmehr fertig. Nehmen Sie davon täglich morgens zwanzig Tropfen.

Hilfreich sind außerdem KNEIPP-*Anwendungen, wechselwarme Bäder.* Dadurch verengen und erweitern sich die feinen Gefäße abwechselnd. Das gesamte Gefäßsystem wird somit trainiert. Zur Vorbeugung ist auch das *autogene Training* wichtig, bei dem Sie sich immer wieder sagen: »Ich bin vollkommen ruhig, entspannt, zufrieden, leistungsfähig, und ich fühle mich wohl.«

Wenn Sie täglich mindestens drei Kilometer laufen oder sechs Kilometer radfahren, bleibt Ihr Gefäßsystem intakt, und Kalkablagerungen werden von vornherein verhindert.

Augenentzündungen

Wenn Sie zu Augenentzündungen neigen, sollten Sie unbedingt Zugluft vermeiden. Bei Wind und bei starker Sonneneinstrahlung schützen Sie Ihre Augen durch eine Brille. Als Vorbeugung gegen übermüdete und entzündete Augen können Sie abends einen *Kamillenteeumschlag* machen, der über Nacht auf den Augen bleibt.

Auflagen von weißem Lehm, mit Zinnrauttee zubereitet und mit einigen beigemengten Tropfen Johannisöl, helfen bei *Augeninfektionen,* ebenso eine Augenauswaschung mit *Aesculaforce* oder eine *Weißkohlblätterbehandlung.* Aus einem frischen Weißkohlblatt (waschen und mit Rolle glattwalzen) sind zwei Stücke zu schneiden, die die Augen ganz bedecken. Darüber wird mit einem Heftpflaster ein Stück Mull oder Leinen befestigt. Dies hilft auch gut gegen Lidrandentzündung.

Für *Augenbäder* ist zu empfehlen: eine Messerspitze Aloe auf ½ l heißes Wasser. Erkalten lassen, dreimal täglich damit die Augen auswaschen. Oder ½ EL Honig mit ½ l Wasser fünf Minuten kochen lassen. Ebenso gut sind Fenchelwasser oder Waschungen und kalte Kompressen mit Augentrosttee.

Augengüsse nach KNEIPP werden zur Stärkung geschwächter

Augen, besonders bei Augenmuskellähmungen und Hornhauttrübungen sowie zur Anregung der Durchblutung, angewendet. Der Gießstrahl darf nur sehr schwach sein: beginnen an der Schläfe des rechten Auges, das dreimal umkreist wird, dann das linke Auge ebenso und dies drei- bis viermal im Wechsel wiederholen.

Bei *entzündeten oder müden Augen* kann zur Vorbeugung weiterer Schäden und zur Linderung das Fruchtfleisch eines im Ofen gerösteten Apfels warm aufgelegt werden. Wenn die Augen gerötet, überanstrengt oder durch Sonnenbrand in Mitleidenschaft gezogen sind, so helfen hier bereits kühlende und erfrischende Gurkenscheiben, die auf die Augen aufzulegen sind.

Teemischung bei *Augenentzündung* (zum Spülen):

> *20 g Kamille*
> *20 g Augentrost*
> *20 g Fenchel*

Ein bis zwei Eßlöffel dieser Mischung mit einem Viertelliter kochendem Wasser überbrühen, zehn Minuten ziehen lassen und abseihen. Das entzündete Auge mehrmals täglich mit dem lauwarmen Tee spülen.

Bei einer *Bindehautentzündung* mit Lichtscheu, Rötung und Schmerzen sowie Verkleben der Lider über Nacht, ebenso bei Tränenfluß, hilft Euphrasia D 6, das morgens und bei Bedarf stündlich anzuwenden ist. Zwei französische Ärzte empfehlen bei Bindehautentzündung, Lidrandentzündung und Gerstenkorn als sehr wirksam ein *Heilpflanzenrezept:*

> *20 g Kornblumenblüten*
> *10 g Steinkleeblüten*
> *20 g Augentrostblüten*
> *10 g Spitzwegerichblätter*

Die Mischung wird drei Minuten in destilliertem Wasser gekocht Dann fünfzehn Minuten ziehen lassen, abseihen und damit ein Augenbad machen und eine Kompresse auflegen.

Tee gegen *Bindehautentzündung:*

40 g Kamille
30 g Fenchel
20 g Zinnkraut
20 g Birkenblätter

Machen Sie damit Umschläge, am besten über Nacht.

Bandscheibenschäden

Bandscheibenschäden gehören zu den häufigsten Erkrankungen der Wirbelsäule. Schadstoffe, die der Körper nicht mehr ausscheiden kann, werden hier oft abgelagert.

Zur Vorbeugung gegen Bandscheibenschäden ist in erster Linie eine richtige Ernährung wichtig: Vollwertnahrung, Vollkornbrot, Speisen aus biologischem Getreide, Gemüse und Salate. Verzichten Sie möglichst auf Fleisch, essen Sie vor allem kein Schweinefleisch, und meiden Sie Zucker. Man muß also einfach und gesund leben.

Von den Heilkräutern können einige vorbeugend helfen; zum Beispiel die *Quecke,* ein Unkraut. Ihre Wurzel enthält viel Kieselsäure und ist damit ein gutes Aufbaumittel gegen mögliche Bandscheibenschäden. Ebenfalls wirksam sind *Wallwurz* und *Zinnkraut,* vor allem aber *Hafer, Gerste, Hirse* und alle Kräuter, die einen hohen Anteil an Kieselsäure haben. Denn fehlt dem Körper Kieselsäure, so können Bandscheiben und Gelenke nicht mehr richtig funktionieren.

Sollten Sie schon Bandscheibenschmerzen haben, so empfiehlt sich als altes Hausmittel *Isländisch Moos.* Es wird weichgekocht und mit ein wenig Honig gesüßt. Davon dreimal täglich zwei bis drei Eßlöffel einnehmen.

Bewährt haben sich auch Einreibungen mit *Rosmarinspiritus* oder *Johanniskrautöl* sowie das Auflegen von *heißen Heublumensäcken* (nach KNEIPP).

Wichtig für die Entlastung der Wirbelsäule sind gymnastische

Übungen. Hierfür gibt es ganze Programme. Es kommt dabei darauf an, die Rückenmuskulatur zu kräftigen. Auch sollten Sie des öfteren in der Rückenlage schwimmen. Ein gutes Bett beziehungsweise die richtige Matratze (einteilig auf Lattenrost) können schon viel helfen.

Blasenleiden

Die Blase dient zur Aufnahme des Urins, der von den Nieren durch Filterung des Blutes abgegeben wird. Bei falscher und unbekömmlicher Ernährung bilden sich leicht *Blasensteine*. Daher ist es wichtig, vorbeugend auf eine ausgeglichene Ernährung zu achten. Die Kost darf auf keinen Fall einseitig sein, da sich sonst Elektrolytverschiebungen ergeben. Diese beeinflussen die Zusammensetzung des Urins. Die Folge sind *Entzündungen*. Davor schützen kann unter anderem eine salzarme und leichtverdauliche Kost. Auf starkes Würzen sollte man dabei verzichten.

Typische Anzeichen sind plötzliche heftige Schmerzen in der Blasengegend. Manchmal strahlen die Schmerzen bis zu den Leisten und zu den Oberschenkeln aus. Die Gegend der Blase ist oft stark druckempfindlich. Beim Wasserlassen kommt es zu einem unangenehmen Brennen, der Harndrang steigert sich auf zehn bis zwanzig Blasenentleerungen pro Tag. Jedesmal gehen aber nur ganz geringe Mengen Wasser ab.

Ursachen sind meistens Erkältungen oder eine Infektion der Harnwege mit Darmbakterien durch Unsauberkeit. Eine Blasenentzündung kann aber auch durch Eiterherde im Körper, etwa an Zähnen oder Mandeln, hervorgerufen werden.

Zur Prophylaxe, das heißt zur Vorbeugung, gegen Blasenentzündungen ist es – wie gesagt – wichtig, auf eine leichtverdauliche, salzarme Kost zu achten. Genußmittel wie Kaffee, Tee oder Alkohol sind streng verboten. Empfehlenswert dagegen sind Obst- und frische Gemüsesäfte, auch ein bis zwei Gläser Milch pro Tag sind noch erlaubt.

Durch eine ganz bestimmte Diät, nämlich die sogenannte *Schau-*

keldiät, kann ebenfalls einer Harnwegsentzündung gut vorgebeugt
werden. Bei dieser Diät müssen Sie vier Tage lang stark saure Speisen und weitere vier Tage stark basische Speisen zu sich nehmen.
Der Vorteil bei dieser Diät: Das Bakterienwachstum in der Blase
wird verhindert.

Bei einer eventuellen Neigung zu Blasenentzündungen ist in erster Linie auf *Wärme* zu achten. Jede Verkühlung muß vermieden
werden. Das bedeutet, im Urlaub nach jedem Badespaß sofort das
nasse Badezeug gegen trockene Wäsche auszuwechseln. Die Blasengegend sollte mit warmen Decken oder auch mit einer Wärme-
flasche geschützt werden, sobald sich erste Symptome einer Entzündung bemerkbar machen.

Zur Vorbeugung von Blasenentzündungen sind auch KNEIPP-*Anwendungen* wie *Wassertreten, Knie-* oder *Beckengüsse* zu empfehlen. Ganz wichtig: Durch regelmäßige *Saunabesuche* kann die Abwehrkraft so gestärkt werden, daß es praktisch nie mehr zu einer
Blasenentzündung kommt. Wenn Sie zur Blasenentzündung neigen, ist es im übrigen unbedingt erforderlich, daß Sie warme Un-
terwäsche tragen.

Kräutertee zur Vorbeugung einer *Blasenentzündung:*

> *40 g Schachtelhalm*
> *30 g Bärentraubenblätter*
> *20 g Brennessel*

Dieser Tee sollte mit kaltem Wasser aufgesetzt werden. Dann kurz
aufkochen und fünfzehn Minuten ziehen lassen und – abgeseiht –
über den ganzen Tag trinken.

Bei hartnäckiger Neigung zu Blasenentzündungen ist es ratsam,
eine *Saftkur* mindestens sechs Tage lang einzuhalten. Dadurch
sterben die Bakterien von selbst ab, die eine Harnwegentzündung
verursacht haben.

Zweckmäßig ist es auch, den Rücken und die Kreuzbeingegend
mit einer *Ölmischung* einzureiben, die folgende Zusammensetzung
hat:

20 g Oleum hyascyami
20 g Oleum menthae
10 g Oleum eucalypti

Diese Ölmischung sollte zweimal am Tag in der Kreuzbeingegend tief einmassiert werden.

Tee zur Vorbeugung gegen *Blasensteine:*

30 g Lindenblüten
40 g Hagebutten
20 g Wacholderbeeren

Den Tee zehn Minuten ziehen lassen und drei bis vier Tassen am Tag trinken.

Blutarmut

Die Ursachen der Blutarmut sind sehr verschiedenartig. Durch Blutungen kann es, um ein Beispiel zu nennen, zu einer Verminderung der roten Blutkörperchen kommen, oder das Knochenmark kann durch toxische Substanzen bei einer Quecksilbervergiftung so stark beschädigt sein, daß es keine roten Blutkörperchen mehr zu bilden imstande ist. In anderen Fällen wird die Blutarmut dadurch bedingt, daß der Körper das in der Nahrung vorhandene Eisen nicht richtig verarbeitet. So kann besonders im Alter durch eine lang anhaltende falsche Ernährung die Eisenaufnahme extrem gestört sein. Das sind nur einige von vielen anderen Möglichkeiten.

Bei Blutarmut kommt es zu einer auffallenden Blässe der Haut. Das macht sich besonders an den Augenlidern und Handflächen bemerkbar. Typisch sind längsgerillte, brüchige Fingernägel; das Haar wird spröde, bricht leicht ab und ist glanzlos. Die Zungenränder sind entzündet. Der Puls geht meistens zu schnell, manchmal über hundert Schläge pro Minute. Bei leichtcn Anstrengungen tritt schnell Atemnot ein. Rasche Ermüdbarkeit ist ebenso charakteristisch wie schlechter Schlaf und ein Nachlassen der Konzentrationsfähigkeit. Weitere, etwas seltenere Symptome sind Kopfschmerzen mit Schwindelgefühl und Ohrensausen verbunden mit hohen Ohrgeräuschen.

Als Vorbeugung empfehle ich frisches Obst und Gemüse. Bestimmte Früchte sind reich an Eisen, etwa *schwarze Johannisbeere, Johanniskraut, Karotten, Kirschen, Bärlauch, Knoblauch, Orangen, Paprika, Sellerie, Thymian, Trauben* und *Zwiebeln.*

Durch viel Bewegung im Freien kann die Blutbildung enorm angeregt werden. Besonders erfolgversprechend ist der Aufenthalt im Hochgebirge in einer Höhe von über zweitausend Metern. Auch durch intensive Sonnenbestrahlung wird das Blutbild verbessert.

Kräutertee zur Vorbeugung gegen *Blutarmut:*

> *30 g Enzianwurzel*
> *30 g Fenchel*
> *40 g Bergschafgarbe*
> *30 g Bergkamille*

Dieser Tee sollte über Monate täglich getrunken werden. Empfehlenswert ist auch folgende *Tinktur,* die Sie selbst herstellen können:

> *30 g Kalmuswurzel*
> *50 g Eisenkrautblätter*
> *3 Knoblauchzehen*

Das Ganze zwanzig Tage in Schnaps ziehen lassen und nach dieser Zeit abseihen. Nach jeder Mahlzeit einen Teelöffel einnehmen.

Blutdruck (niedriger)

Menschen, die an zu niedrigem Blutdruck leiden, sind meistens sehr schlank, sehr blaß und haben eine schlechte Körperhaltung. Typisch sind starke körperliche und geistige Erschöpfungszustände. Häufig besteht eine Neigung zu Ohnmachten, besonders nach längerem Stehen.

Viele der Patienten klagen über Schwindelgefühl. Sehr oft macht sich ein Beklemmungs- und Druckgefühl in der Herzgegend und hinter dem Brustbein bemerkbar.

Zur Vorbeugung gegen einen zu niedrigen Blutdruck ist aktives körperliches Training weitaus wichtiger als eine medikamentöse Behandlung. Bei der Prophylaxe bewährt hat sich *Dihydergot*. Davon sind dreimal täglich zehn Tropfen zu nehmen. Gut sind auch Mittel, die auf die Venen so einwirken, daß das Blut nicht in die Beine absackt. Ein solches biologisches Mittel ist ein *Extrakt aus Weinrebenblättern*. Dosierung: dreimal täglich zehn Tropfen einnehmen.

Einem zu starken Blutdruckabfall beugt auch folgende *Tinktur* vor:

Tonicum Petrasch 150
Effortil Compositum 20
Solutio ferri aromatici 30

Von dieser Mischung schlucken Sie morgens und vormittags jeweils zwei Teelöffel voll.

Besonders wichtig ist – wie schon angedeutet – viel Bewegung in frischer Luft. Ratsam sind täglich abwechselnd *kalte* und *warme Bäder*. Achten Sie außerdem auf eine natürliche Vollwertkost, und meiden Sie Weißmehlprodukte und Süßigkeiten.

Bluthochdruck

Das Tückische am zu hohen Blutdruck ist, daß er zunächst keine besonderen Beschwerden mit sich bringt. Er wird deshalb oft jahrelang übersehen. Im Verlauf von Jahrzehnten kommt es dann jedoch zu einer deutlichen Verschlechterung der Lebensqualität, und die Lebenserwartung sinkt. Ein zu hoher Blutdruck kann eine ganze Reihe von Folgeerkrankungen wie Herzinfarkt, Arteriosklerose, Nierenschäden oder Durchblutungsstörungen in den Beinen hervorrufen.

Zu den Hauptursachen dieser Krankheit zählen Übergewicht und – wie man zumindest bisher annahm – zuviel Salz in der Nahrung; sie kann aber auch durch seelischen und körperlichen Streß ausgelöst werden. Bluthochdruck ist als Veranlagung erblich.

Wer also zum Bluthochdruck neigt, sollte möglichst wenig Kochsalz zusätzlich zu der Nahrung aufnehmen, denn die meisten Lebensmittel enthalten ohnedies bereits Kochsalz. So hat man gute Chancen, keinen hohen Blutdruck zu entwickeln. Eine salzarme Kost senkt den Blutdruck sogar. Da Mittel, die die Salzausscheidung des Körpers erhöhen, wegen ihrer schädlichen Nebenwirkungen nicht anzuraten sind, ist es sehr wichtig, vorbeugend den Kochsalzgehalt der Nahrung zu verringern. Die individuelle Geschmacksempfindung kann sich im übrigen soweit verfeinern, daß selbst ein minimaler Kochsalzgehalt als das Aroma zur Geltung bringende Komponente wahrgenommen wird. Man hat festgestellt, daß auch fleischreiche Ernährung den Blutdruck erhöhen kann. Der Prozeß, durch den das tierische Eiweiß diese Wirkung hervorruft, ist allerdings noch unbekannt. Bei einer Neigung zu Bluthochdruck ist es jedenfalls ratsam, in der Woche nur ein bis zwei Fleischmahlzeiten zu sich zu nehmen.

Generell verboten sind Alkohol, Nikotin, Kaffee, schwarzer Tee und Cola. Mindestens dreimal im Jahr sollten Sie einen echten Erholungsurlaub machen!

Folgender *Kräutertee* hat sich bei *Bluthochdruck* ausgezeichnet bewährt:

> *30 g Birkenblätter*
> *40 g Zinnkraut*
> *50 g Kamille*
> *50 g Brennessel*

Den Tee zehn Minuten ziehen lassen und abseihen und dreimal täglich eine Tasse trinken.

Zur Vorbeugung gegen Bluthochdruck eignen sich auch *Knoblauchtinkturen, Zwiebelsäfte, Brennessel-* und *Sanddornsaft.*

Bronchialasthma

Diese Krankheit ist eine Überreaktion der Bronchialschleimhaut mit einer Tendenz der Bronchien zur Verkrampfung. Oft ist gleichzeitig eine Bronchitis festzustellen, die schleimig-eitrig sein kann.

Zu den Ursachen zählen viele seelische Faktoren und – durchaus im Zusammenhang damit – allergische Auslöser. Auch durch Schadstoffe in der Luft kann Asthma hervorgerufen werden.

Zur Vorbeugung gegen Asthmaanfälle gibt es ein hervorragendes Mittel: Geben Sie einige Tropfen *Eukalyptusöl* in siedend heißes Wasser. Atmen Sie dann die Dämpfe unter einem Tuch, das über Kopf und Schüssel hängt, ein, bis das Wasser lau wird.

Ebenso wirksam ist folgende *Sirupzusammenstellung:*

> *100 g Spitzwegerichsirup*
> *100 g Thymiansirup*
> *100 g Primelsirup*
> *100 g Mixtura Solvens*

Von dieser Mischung sind täglich drei Teelöffel über längere Zeit einzunehmen. Auch *Knoblauchsirup* hat sich zur Vorbeugung gegen Asthmaanfälle sehr bewährt.

Als Diät zur Vorbeugung gegen Asthma eignet sich besonders eine faserreiche, ballaststoffhaltige Kost. Hier ein Rezeptvorschlag:

Morgens ein *Bircher-Müesli*, mittags drei *Pellkartoffeln* und ein halbes *Huhn*, abends ein Teller *Salat*, ein Becher *Joghurt*, drei *Radieschen* und dazu zwei Stück *Knäckebrot*.

Kräutertee zur Vorbeugung gegen *Asthma:*

> *40 g Andornkraut*
> *30 g Bibernellwurzel*
> *50 g Lungenkraut*
> *5 g Sonnentaukraut*
> *30 g Kamille*

Dieser Tee muß heiß aufgebrüht und dann über den ganzen Tag verteilt getrunken werden.

Manchmal hilft es auch, die Gegend des Schlüsselbeins mit *Eukalyptus-* und *Pfefferminzöl,* zu gleichen Teilen gemischt, einzureiben.

Zu empfehlen ist auch folgende *Tinktur:*

> 25 g *Passionsblumenextrakt*
> 20 g *Euphylli*
> 5 g *Weißdorn*

Von dieser Tinktur sind dreimal täglich zehn Tropfen einzunehmen.

Bei der Ernährung sollte Wert gelegt werden auf viel *Obst, Gemüse, rohes* und *gekochtes Sauerkraut, Wildgemüse* und *-salate* sowie *Sauer-* und *Buttermilch.*

Preiselbeeren enthalten einen Bestandteil, der dem in Arzneimitteln gegen Asthmaanfälle enthaltenen Stoff ähnelt. Dieses *Getränk* kann bei der Erweiterung der Bronchien helfen:

Frische, gewaschene Preiselbeeren in einen Topf aus rostfreiem Stahl, Keramik oder Gußeisen füllen (halbvoll). Den Topf bis zum Rand mit reinem, destilliertem Wasser füllen und auf kleiner Flamme leicht kochen lassen. Das Wasser verdampft so weit, daß es nur noch bis zur obersten Schicht der Preiselbeeren reicht. Kochwasser abgießen, Beeren abtropfen lassen und die Schalen entfernen. Das Preiselbeerfruchtfleisch und den Saft in einem Glasgefäß im Kühlschrank aufbewahren. Bei einem Anfall zwei bis drei Teelöffel des Fruchtfleisches in eine Tasse mit warmem Wasser geben. Einige Schlucke dieses Elixiers können die Atmung wieder normalisieren.

Brustzysten

Von Brustzysten spricht man, wenn sich innerhalb des Gewebes der weiblichen Brust harte Zonen mit knotenähnlichen Geschwulsten bilden. Diese Zysten können durch Mammographie oder aber auch etwas weniger genau durch Thermographie nachgewiesen werden. Die sicherste Kontrolle ist aber immer noch die Brustbiopsie.

Die Neigung zu Brustzysten ist ernst zu nehmen, denn das Risiko, an Brustkrebs zu erkranken, steigt damit um das Drei- oder Vierfache.

Zysten bilden sich immer dann, wenn das hormonelle Gleichgewicht gestört ist. Eine weitere Ursache liegt in der Ernährung, wenn sie aus zuviel tierischem Eiweiß besteht, das heißt aus zuviel Fisch, Eiern, Fleisch und Käse, und wenn dem Körper nicht genügend Vitamine zugeführt werden. Streß verstärkt die Neigung zur Zystenbildung.

Hier ein *Tee* mit vorbeugender Wirkung:

> *30 g Faulbaumrinde*
> *20 g Sennesblätter*
> *30 g Pfefferminze*
> *50 g Kamille*

Trinken Sie davon täglich mindestens einen halben Liter.

Darmerkrankungen

Der Darm ist eines der empfindlichsten Organe. Es kommt zu einer ganzen Reihe von Schwierigkeiten und Komplikationen, wenn die Nahrung für den Darm nicht verträglich ist. Ist der Darm nicht in der Lage, bestimmte Nahrungsbestandteile zu verdauen, dann können Fäulnisvorgänge einsetzen und die Darmwand schädigen. Die Verdauungstätigkeit des Darms erfordert Ruhe; Streß beeinträchtigt sie sofort. So reagiert der Darm entweder mit zu schnellen oder zu langsamen Bewegungen, wenn die Streßbelastung ein bestimmtes Maß überschreitet. Es kommt zu Verstopfungen oder zu Durchfall.

Zur Vorbeugung von *Darmerkrankungen* oder bei einem sehr *empfindlichen Darm* hilft recht gut ein *Tee* aus:

60 g Bergkamille
50 g Bergschafgarbe
40 g Fenchel
20 g Anserine
10 g Passionsblume

Diese Zusammenstellung verhindert Blähungen, die Verdauung wird angeregt und das Ausscheiden von Schadstoffen erleichtert.

Auch folgende *Tinktur* beugt *Darmerkrankungen* vor:

50 g Kalmustinktur
50 g Kamillentinktur

Von diesem Mittel sind dreimal täglich fünfzehn Tropfen einzunehmen.

Das *autogene Training* ist besonders wirksam bei einem empfindlichen Darm. Stellen Sie sich einen Zustand vollkommener Ruhe und angenehmer Wärme im Bauchraum vor. Auf diese Weise können Sie verhindern, daß geistige und psychische Probleme die Arbeit des Darms blockieren.
Um den Darm nicht zu sehr zu belasten, sind vier bis fünf kleine Mahlzeiten am Tag vorteilhafter als zwei bis drei große.

Zur Vorbeugung gegen *Durchfälle* eignet sich folgender *Tee:*

40 g römische Kamille
50 g Fenchel
30 g Pfefferminze
50 g schwarzer Tee

Diese Mischung enthält Gerbstoffe, die den Darm vor Schadstoffen schützen. Und der Kamillenanteil wirkt desinfizierend.

Sollten Sie zu *Verstopfungen* neigen, so empfehlen sich zum Frühstück, und zwar über längere Zeit hinweg, *eingeweichte Dörrpflaumen* im Wechsel mit *Müsli* oder *Leinsamen* beziehungsweise *Weizenkleie.*

Auch folgende *Suppe,* die morgens gegessen wird, ist hilfreich:
Frisch gemahlenes reines *Weizenschrot* kochen, als Beigabe eine
kleine, zerschnittene *Zwiebel* und eine zerdrückte *Knoblauchzehe.*
Nach dem Kosten *Petersilie* und reines *Olivenöl* zugeben. Dazu etwas *Knäcke-* oder *Schrotbrot.*

Völlig falsch ist es, gegen Verstopfung wahllos Abführmittel einzunehmen. Statt dessen sollten Sie sich viel Bewegung in frischer
Luft verschaffen, körperlich arbeiten und *Gymnastik* treiben.

Hier ein paar nützliche Übungen: Hüftbeugen nach vorne und
hinten, die Arme lose hängen lassen, mit den Armen den Boden erreichen – dadurch wird die Darmtätigkeit angeregt. Oder machen
Sie morgens regelmäßig zehn Kniebeugen.

Beim Essen achten Sie bitte darauf, daß die Nahrung gut gekaut
wird. Ich empfehle eine schlackenreiche Kost mit viel Obst und
Gemüse. Weißes Mehl und Weißmehlprodukte sind verboten,
ebenso Schokolade, Tee und Schweinefleisch. Trinken Sie jeden
Tag einen Viertelliter *Johanniskrautsaft.* Auch ein Viertelliter *Sauerkrautsaft* verhindert die Neigung zu Verstopfungen. Am Abend
sollten *getrocknete Feigen* in Wasser eingelegt und dann langsam
zum Frühstück gegessen werden.

Folgender *Tee* – regelmäßig getrunken – verhindert *Stuhlverstopfung:*

30 g Holunderblüten
30 g Stiefmütterchenblüten
20 g Süßholzwurzel
20 g Kalmus

Der Tee darf nur ganz kurz aufgekocht werden, dann läßt man ihn
zehn Minuten ziehen. Sie sollten morgens nüchtern eine Tasse trinken, dann mittags und abends jeweils eine weitere Tasse.

Hier noch eine bewährte *Tinktur:*

20 g Fencheltinktur
30 g Faulbaumrindenextrakt

Sie kann auch bei hartnäckiger Verstopfung verwendet werden.
Dazu gibt man dreißig Tropfen auf ein Glas Wasser.

Depressionen

Unter Depressionen leiden in den letzten Jahren immer mehr Menschen, so daß man beinahe schon von einer neuen Volkskrankheit sprechen kann. Oft wird diese Erkrankung gar nicht als solche oder erst dann erkannt, wenn es bereits zu spät ist. Was man allzuleicht als Stimmungslabilität abtut, kann bereits ein ernstzunehmendes Anzeichen depressiver Gefährdung sein. Hier nun eine Prüfliste, mit der Sie genau herausfinden können, ob Sie zu Depressionen neigen, und wenn ja, wie weit diese Gefahr schon ausgeprägt ist.

Fragebogen: Depressionsbedrohung

Beschwerden	selten	oft	immer
Ich bin niedergeschlagen, verstimmt.	1	2	3
Mir geht es morgens gut.	3	2	1
Ich weine oft.	1	2	3
Ich schlafe schlecht.	1	2	3
Ich leide an Appetitlosigkeit.	1	2	3
Ich esse gern.	3	2	1
Ich bin gesellig.	3	2	1
Ich verliere Gewicht.	1	2	3
Ich habe Verstopfung.	1	2	3
Ich leide an Herzjagen, Herzklopfen.	1	2	3
Ich bin grundlos müde.	1	2	3
Ich fühle mich geistig frisch.	3	2	1
Ich arbeite gern.	3	2	1
Ich bin unruhig, fühle mich gehetzt.	1	2	3
Ich habe keine Zukunftsangst.	3	2	1
Ich bin reizbar.	1	2	3
Ich bin entscheidungsfreudig.	3	2	1
Ich fühle mich nützlich.	3	2	1
Mein Leben ist ausgefüllt.	3	2	1
Es ist besser, wenn ich sterbe.	1	2	3
Ich freue mich an Kleinigkeiten.	3	2	1

Auswertung:

Wenn Ihr Ergebnis *unter dreißig Punkten* liegt, leiden Sie nur gelegentlich an Stimmungsschwankungen. Schwere Depressionen kennen Sie so gut wie nicht.

Liegt der von Ihnen ermittelte Wert bei *bis zu vierzig Punkten,* dann neigen Sie gelegentlich zu leichteren Depressionen, die aber nicht von Dauer sind.

Haben Sie *bis zu fünfzig Punkte* erreicht, wird es kritisch. Ihre Depressionen haben ein gefährliches Ausmaß erreicht. Von einer Selbstbehandlung ist eher abzuraten. Hier erscheint eine fachärztliche Behandlung sinnvoll, um schwerere Komplikationen zu vermeiden.

Über fünfzig Punkte: Eine fachärztliche Behandlung ist unumgänglich. Sie selbst haben nicht mehr genügend Kräfte, um sie gegen mögliche Depressionen einsetzen zu können. Versuchen Sie, sich abzulenken und Freude an der Arbeit zu finden. Täglich sollte *autogenes Training* betrieben werden.

Wiederholen Sie danach zwanzigmal intensiv und überzeugt den Satz:

»Meine Lebensfreude nimmt immer mehr zu.«

Oft gelingt es schon durch ein *Bewegungstraining,* den Depressionen »davonzulaufen«. *Viel Bewegung in frischer Luft* ist bei einem seelischen Tief eine der wertvollsten Hilfen. Auch wenn Ihnen nicht danach zumute ist – raffen Sie sich auf. Sie werden sich danach viel besser fühlen!

Dazu hat sich folgendes *Kräuterteerezept* bewährt:

50 g Melisse
30 g Johanniskraut
40 g Weißdorn

Der Tee sollte mit heißem Wasser überbrüht werden. Nach fünfzehn Minuten kann er schluckweise getrunken werden, und das dann über den ganzen Tag verteilt.

Vorbeugend gegen *Depressionen* hilft auch dieser *Tee:*

40 g Melisse
30 g Thymian
40 g Passionsblume
20 g Kamille

Bei regelmäßigem Genuß dieses Tees kann möglicherweise sogar auf Psychopharmaka verzichtet werden.

Sind in Ihrer Familie Depressionsanfälle oder sogar Selbstmordversuche vorgekommen und leiden Sie selbst unter häufigen Stimmungsschwankungen, so sollten Sie unbedingt etwas zur Vorbeugung unternehmen. Betreiben auch Sie – wie gesagt – autogenes Training, und nehmen Sie folgende *Tinktur* ein, die sich als sehr hilfreich erwiesen hat:

100 g Johanniskrauttinktur
100 g Passionsblumentinktur
100 g Hopfenextrakt

Von dieser Mischung nehmen Sie täglich mindestens drei Teelöffel. Sie fühlen sich entspannter, wohler, und Ihre Stimmung hellt sich auf, so daß schwere Depressionen gar nicht erst ausbrechen können.

Eine sehr häufig auftretende Krankheit ist die *larvierte Depression.* Symptome sind Herzklopfen, Magendruck, Gallenblasenkrämpfe, Erschöpfungszustände. Der Blutdruck fällt ab. Neben Herzbeschwerden treten Störungen bei der Verdauung auf.

Vorbeugend sollte dreimal täglich eine Tasse des folgenden *Tees* getrunken werden:

30 g Hopfen
50 g Passionsblume
20 g Kamille
40 g Silbermantel

Auch mit *Schlafentzug* können Sie larvierte Depressionen verhindern. Bleiben Sie einmal eine Nacht hindurch vollkommen wach. Versuchen Sie, den Schlaf durch Bewegung, Musik, Lesen zu verdrängen. Ein solcher Schlafentzug empfiehlt sich einmal alle zwei Wochen. Er hilft, das seelische Gleichgewicht wiederherzustellen.

Eierstockzysten

Unter Eierstockzysten sind gutartige Tumoren zu verstehen, die sich im Inneren dieses Organs bilden. In den Zysten sammelt sich meist wasserklare Flüssigkeit an. Es gibt auch Zysten, die mit embryonalem Gewebe gefüllt sind. Die Ursachen für die Entstehung einer Zyste liegen wahrscheinlich in einer gestörten hormonellen Situation. Eine Zyste kann der Frauenarzt durch Abtasten feststellen. Die Tumoren machen sich manchmal durch Ausfluß, Menstruationsbeschwerden und Zyklusstörungen bemerkbar. In seltenen Fällen kommt es dabei zu Schmerzen im kleinen Becken.

Bei größeren Zysten treten folgende Symptome auf: starke Schmerzen in der Gegend des Eierstockes, der befallen ist. In manchen Fällen kommt es auch zu einer Harnsperre und zu Schwierigkeiten beim Stuhlgang. Durch eine Ernährungsumstellung kann versucht werden, das weitere Wachsen von Zysten zu verhindern.

Folgender *Kräutertee* eignet sicht zur Prophylaxe:

30 g Salbei
20 g Bohnenkraut
30 g Frauenmantel
20 g Weißdorn
10 g Pfingstrose

Diesen Tee nicht aufkochen, sondern nur kurz überbrühen und täglich drei bis vier Tassen davon trinken.

Vorbeugend wirken auch Entschlackungsmittel wie beispielsweise eine *Tinktur* aus *Rettich* und *Löwenzahn*. Von dieser gemischten

Tinktur sollten dreimal täglich zehn Tropfen eingenommen werden. Auch Spurenelemente können einer Bildung von Eierstockzysten entgegenwirken. *Magnesium-, Zink-, Kobalt-* und *Selenionen* wirken ebenfalls günstig. Sie können als Spurenelemente in Heil- und Mineralwässern enthalten sein. Beachten Sie bitte die auf den Flaschenetiketten abgedruckten Analysen.

Fingervereiterung

Oft kann eine kleine Verletzung an der Hand böse Folgen haben. Gar nicht so selten weitet sie sich zu einer regelrechten Fingervereiterung aus, und dann sollten Sie unbedingt den Arzt aufsuchen. Erste Anzeichen sind Rötung, Schwellung, Hitzegefühl und Druckschmerz in dem betroffenen Finger. In fortgeschrittenen Fällen schwillt sogar die ganze Hand an, die dann bei jeder Bewegung schmerzt. Dabei kann es zu Fieberschüben kommen. Es sollte deshalb immer darauf geachtet werden, daß die Entzündung lokalisiert bleibt und nicht über die Strecksehnen- und Beugesehnenkanäle bis zur Hohlhand vordringt.

Eine Vereiterung entsteht dadurch, daß durch die kleine Verletzung am Finger Bakterien in die Tiefe der Sehnenscheiden dringen. In schweren Fällen werden auch die Fingerknochen angegriffen.

Neigen Sie leicht zu Fingervereiterungen, so bieten sich als Heilmittel *Bäder und Umschläge* mit diesem *Tee* an:

25 g Arnika
50 g Kamille
30 g Salbei
10 g Eichenrinde

Kochen Sie den Tee kurz ab, und baden Sie dann die Hand bei Körpertemperatur eine Stunde lang darin. Anschließend wird eine Mullbinde mit diesem Tee durchtränkt und der verletzte Finger verbunden.

Sollten sich Anzeichen einer neuen Fingerentzündung zeigen, kann an der betreffenden Stelle zerhackter und zerschnittener *Knoblauch* aufgelegt werden. Dann wird ein Leinenverband angelegt und über Nacht am Finger gelassen. Am Morgen sollte die betroffene Stelle mit dreiprozentigem *Wasserstoffsuperoxyd* abgetupft werden. Wenn noch Entzündungsreste vorhanden sind, können Sie die Behandlung wiederholen, und zwar so lange, bis der Finger nicht mehr schmerzt und nicht mehr druckempfindlich ist.

Auch dieser *Tee* kann vorbeugend wirken:

30 g Kamille
30 g Silbermantel
40 g Bergschafgarbe
40 g Salbei

Die Mischung kurz überbrühen, zehn Minuten ziehen lassen und dann über den Tag verteilt trinken.

Bei hartnäckiger Neigung zu Fingervereiterungen empfehlen sich Fastenkuren, die gleichzeitig mit einer Entschlackung des Körpers verbunden sind.

Hier ein Rezept für einen *Entschlackungstee:*

30 g Faulbaumrinde
10 g Sennesblätter
50 g Kamille
30 g Salbei

Man läßt ihn zehn Minuten ziehen, anschließend wird er schluckweise über den Tag verteilt getrunken.

Frühjahrsmüdigkeit

Die Frühjahrsmüdigkeit ist an sich keine Krankheit. Sie ist vielmehr ein Zeichen dafür, daß dem Körper nach dem Winter Vitamine oder Mineralstoffe fehlen, ebenso spielt der Mangel an Frischluft, Licht und Sonne eine Rolle. Durch eine einseitige Ernährung kommt es im Winter häufig zu einem Mangel an Vitamin C, da die Kost aus zuwenig frischem Obst und zuwenig Gemüse besteht. Meistens ist die Frühjahrsmüdigkeit mit Kreislauf- und Stoffwechselstörungen sowie auch mit Depressionen verbunden.

Zur Vorbeugung sollten Sie ausgedehnte Wanderungen in frischer Luft unternehmen. Der tägliche Spaziergang dürfte mindestens eine Stunde dauern. Vergessen Sie nicht, regelmäßig *Atemübungen* durchzuführen. Atmen Sie dreißigmal langsam ein und aus, und unterstützen Sie die Atembewegung durch gleichzeitiges Heben und Senken der Arme. Wichtig ist außerdem eine normale Verdauung, da sonst Schlackenstoffe im Körper zurückbleiben.

KNEIPP-*Anwendungen* und *wechselwarme Bäder* regen im übrigen hervorragend den Kreislauf an. Besonders wirkungsvoll sind *Ganzwaschungen, Knie-, Arm-* und *Schultergüsse*. Durch abwechselnd *kaltes* und *warmes Duschen* kann der Körper gut abgehärtet werden.

Besonders wichtig ist es, eine Frühjahrskur gegen die Müdigkeit mit *Säften* aus frischem, grünem *Hafer, Holunder,* aus *Karotten* und *Sauerkraut* zu beginnen. Unbedingt sollten Sie auf jede Art von Genußgift verzichten. Also: kein Alkohol, kein Nikotin und auch kein Kaffee! Bei starkem Durst greifen Sie am besten zu einem guten *Mineralwasser*. Die Flüssigkeitsmenge sollte etwa zwei bis drei Liter pro Tag betragen, um den Körper gründlich von Schlackenstoffen zu befreien.

Essen Sie viel Rohkost, die Sie mit frisch gepreßten Säften wie *Brennessel-* und *Schafgarbensaft* ergänzen. Trinken Sie davon täglich mindestens einen Viertelliter. Zum Mittagessen ist es empfehlenswert, den Saft einer gepreßten *Zwiebel* zu trinken.

Bei einer besonders starken Erschöpfung und zur Vorbeugung gegen Schwächezustände eignet sich folgende *Tinktur:*

> *150 g Tonicum Roche*
> *50 g Solutio ferri aromatici*

Von dieser Tinktur, die Ihnen jeder Apotheker zusammenstellt, sollten Sie morgens und mittags einen Eßlöffel schlucken.

Wenn die Frühjahrsmüdigkeit die Arbeitskraft beeinträchtigt, kann sich *Sargenor* als hilfreich erweisen (Dosis: dreimal täglich eine Trinkampulle). Zur Vorbeugung ist es besonders für ältere Menschen ratsam, dreimal täglich zwanzig Tropfen einer *Tinktur* aus dreißig Gramm *Ginseng* und siebzig Gramm *Propolis* einzunehmen.

Fußschweiß und Fußschmerzen

Sollten Sie zu Fußschweiß neigen, so ist ein tägliches *Fußbad* von zwanzig Minuten Dauer zu empfehlen. Dazu kochen Sie am besten zwanzig Gramm *Alaun* auf einen Liter Wasser ab. Auch *Eichenrinde* kann für ein Fußbad verwendet werden, ebenso *heißes Salzwasser*. Im Urlaub sollten Sie soviel wie möglich *barfuß* laufen, auch *Kaltwassertreten* ist von Nutzen.

Zur inneren Anwendung: *Acidum fluoratum D 10* morgens oder *Hamamelis D 6*.

Fußschmerzen können durch rheumatische oder andere entzündliche Veränderungen der Gelenke, Muskeln und Nerven des Fußes hervorgerufen werden oder aber auch durch eine angeborene Schwäche der Fußmuskulatur. Um es nicht zu einer ernsthaften Erkrankung kommen zu lassen, sind vorbeugend Greifübungen mit den Zehen und *Fußgymnastik* nützlich. Bei einer anderen Übung gehen Sie abwechselnd auf der inneren und äußeren Fußkante. Probieren Sie auch, abwechselnd auf Zehen und Hacken zu laufen. Des weiteren ist Barfußlaufen auf dünnem Kies oder Rasen heilsam. Sie werden merken, daß sich die Schmerzen dadurch beheben lassen. Bleiben Sie dennoch möglichst regelmäßig bei dieser Fußgymnastik; damit können Sie Erkrankungen und schmerzhaften Symptomen an Knochen, Gelenken, Sehnen und Muskeln des Fußes wirksam vorbeugen.

Gerstenkorn

Als Gerstenkorn wird eine Entzündung und Schwellung bezeichnet, die sich meistens am Oberlid des Auges entwickelt. Sie führt zu einer Ödembildung am Oberlid mit Druck- und Lichtempfindlichkeit, Rötung und starken Schmerzen.

Nach etwa einer Woche bricht der Eiterherd auf und entleert sich. Nach einer weiteren Woche ist der Entzündungsvorgang in der Regel abgeklungen, wobei nur in seltenen Fällen eine kleine Narbe zurückbleibt.

Die Entzündungen gehen meistens von den Talgdrüsen der Oberlider aus. Das Gerstenkorn tritt vorwiegend in der Pubertät auf. Bei Erwachsenen kann diese Erkrankung unter Umständen Anzeichen einer Diabetes sein. Auch bei einer geschwächten Abwehrkraft kommt es zu derartigen Eiterungen. Gesunde Menschen, die vernünftig leben, werden von dieser Krankheit kaum betroffen.

Zur Vorbeugung und auch zur Nachbehandlung eignen sich *Kamillenteeauflagen*. Wenn eine Neigung zu chronischen Entzündungen der Augenlider vorhanden ist, sollten folgende Speisen vermieden werden: Schweinefleisch, Geselchtes, Gepökeltes, überhaupt alle fetten Fleischsorten. Es empfiehlt sich, täglich morgens einen Eßlöffel *Weizenkeimöl* (kalt gepreßt und frisch) einzunehmen. Auch tägliche *Hefegaben* von fünfzig bis achtzig Gramm sind nützlich. Die Ernährung sollte vorwiegend vegetarisch sein; dadurch können Sie die Widerstandsfähigkeit des Körpers voll unterstützen.

Zur Vorbeugung ist auch folgender *Tee* geeignet:

40 g Birkenblätter
20 g Enzianwurzel
40 g Erdrauch
30 g Salbei

Drei Teelöffel dieser Mischung mit siedendem Wasser überbrühen und zwanzig Minuten zugedeckt ziehen lassen, dann abseihen.

Morgens nüchtern eine Tasse trinken und vor dem Schlafengehen noch einmal eine Tasse. Haben Sie häufiger unter Gerstenkörnern zu leiden, so sollten Sie Ihre Mandeln und Zähne auf Vereiterungen untersuchen lassen. Kann ein Eiterherd entdeckt und entfernt werden, dann ist die Wahrscheinlichkeit groß, daß es zu keiner erneuten Lidrandentzündung mehr kommt.

Gicht

Bei der Gicht hält der Organismus Harnsäure zurück und lagert ihre Kristalle in sogenannten »Gichtknoten« ab. Diese verursachen heftige Schmerzen. Hervorgerufen wird diese Krankheit häufig durch chronische Eiterherde im Körper, beispielsweise an Mandeln oder Zähnen. Sie kann aber auch die Folge einer falschen Ernährung und Lebensweise sein. Und hier können Sie sehr viel tun, um es erst gar nicht zum Ausbruch dieses Leidens kommen zu lassen. Eine eiweißarme, ballaststoff- und obstreiche Diät hat sich am besten bewährt. Alkohol sollte höchstens nur in geringen Mengen getrunken werden. Vermeiden Sie Hülsenfrüchte und Innereien. Verboten sind Schokolade, Süßigkeiten, Kakao, Linsen, Feldsalat, Pilze, Nüsse, Wurst, Fettkäse, Erbsen, schwarzer Tee und tierische Fette.

Zur Vorbeugung gegen Gicht sind zu empfehlen: *Sellerie, Artischocken, Gurken, Zwiebeln, Knoblauch, Lauch, Schnittlauch, Apfel, Beeren, Trauben, Haferflocken, Honig, Milch* und *magere Milchprodukte.*

Teemischung zur Vorbeugung:

20 g Anisfrüchte
30 g Attich
20 g Enzianwurzel
30 g Hauhechel
20 g Birkenblätter

Dieser Tee sollte fünfzehn Minuten ziehen. Trinken Sie einen halben Liter über den Tag verteilt.

Grippe

Fast jeder kennt die Grippesymptome: die Nase läuft, die Augen sind verschwollen, das Schlucken tut weh, und ein Frösteln zieht durch den ganzen Körper. Kopf- und Gliederschmerzen sowie Fieber und allgemeines Unwohlsein gehören dazu. Fast alle Erwachsenen müssen wegen grippaler Infekte jährlich ein paar Tage das Bett hüten. Die wirtschaftlichen Ausfälle durch diese Krankheit gehen in die Milliarden. An zwei Drittel aller verlorenen Arbeitstage ist die Grippe schuld.

Wenn die Widerstandskraft des Körpers gut ist, bleibt es bei Schnupfen, Husten und einer harmlosen Bindehautentzündung, bei erhöhter Temperatur und den allgemeinen Symptomen einer fieberhaften Erkältung. Bei einer geschwächten Abwehr hingegen können innerhalb kurzer Zeit schwerste Komplikationen eintreten. Der Reihe nach werden alle Organe von Entzündungen betroffen. Es kommt zu Rachen-, Kiefer-, Stirnhöhlenentzündungen, zu Lungen- und Bauchfellentzündung. Im schlimmsten Fall entwickelt sich eine lebensbedrohende Hirnhautinfektion. Das Fieber steigt bis zu 40 Grad.

Zur Vorbeugung ist auf jeden Fall eine rechtzeitige Impfung anzuraten, vor allem dann, wenn frühere Grippeerkrankungen einen schweren Verlauf genommen haben. Natürliche Heilmittel sind besonders geeignet, die Immunkräfte des Körpers zu steigern und zu erhalten. Dabei ist der Mensch als Ganzes zu behandeln, wobei auch die körperlich-seelischen Ursachen zu berücksichtigen sind.

Vorbeugend gegen Grippe wirkt nicht nur viel Bewegung in frischer Luft, sinnvoll sind auch Entschlackungsmittel wie leichte *Abführ-* und *Blutreinigungstees, Moorbäder, Schwefelbäder* wie auch das Einreiben mit oder Essen von *Heilerde.*

Kräutertee zur Vorbeugung:

> *30 g Salbei*
> *40 g Römische Kamillenblüten*
> *40 g Schafgarbe*
> *30 g Holunderblüten*

Von diesem Tee sollten täglich mindestens fünf Tassen heiß getrunken werden.

Auch haben sich einige Pflanzensäfte bewährt: *Brennesselsaft* – täglich mindestens ein Viertelliter; *Rote-Bete-Saft* – täglich ein halber Liter (frisch gepreßt); *Grapefruitsaft* – täglich ein Viertelliter. Mit diesen Obstsäften bekommt der Körper die richtigen Vitamine, Nähr- und Mineralstoffe in idealer Zusammensetzung, um gegen eine Grippeinfektion geschützt zu sein.

Nähert sich eine Grippewelle, sollten Sie Ihre Ernährung umstellen. In Zeiten hoher Ansteckungsgefahr verzichten Sie besser auf Fleisch, Eier und Süßigkeiten, Alkohol, Tabak und schwarzen Tee. Zu empfehlen sind neben frischen Pflanzensäften *Rohkost, Honig, Birchermüsli* und *Joghurt*.

Haarausfall

Gegen Haarausfall und Schuppen können Sie eine ganze Menge selbst tun, wenn der Haarausfall nicht gerade durch eine Infektionskrankheit bedingt ist oder durch Medikamente, die gegen den Krebs eingesetzt werden. Auch gegen eine erblich bedingte Glatzenbildung beim Mann gibt es noch kein Mittel.

Es werden alle möglichen Arten von Haarwässern empfohlen. Sie sind mehr oder weniger gut. *Ein* Mittel aber gibt es, das kaum etwas kostet und immer zur Verfügung steht und als das beste *Haarwuchsmittel* gelten kann: die *Zwiebel*. Diese Knollenwurzel enthält nämlich Schwefel, und der wirkt auf natürliche Art sehr belebend auf die Haut. Der Haarboden wird vor dem Waschen mit einer rohen durchgeschnittenen Zwiebel heftig massiert. Das wirkt anregend auf den Haarwuchs. Wer nicht die Zwiebel selbst benutzen will, kann auch *Zwiebelhaarwasser* nehmen. Beides wirkt auch hervorragend gegen Schuppenbildung.

Auch in der *Wollfettcreme* oder im *echten Lanolin* finden wir einen Haarnährstoff mit Vitamin F. Wollfett wird aus der Wolle der Schafe gewonnen. Es kann unsere Haare und unsere Haut hervorragend pflegen.

Natürliches, reines Wollfett wäre zu zäh, um unverarbeitet verwendet werden zu können. Es muß daher verfeinert oder wenigstens mit einem Öl gemischt werden. Da hat sich die *Bioforcecreme* bestens bewährt. Als Haarwuchsmittel kommen auch ein *Brennesselabsud* oder *-extrakt* sowie *Birke* in Frage. Aber keines dieser Mittel wirkt so hervorragend wie die Zwiebel.

Zur Vorbeugung gegen Haarausfall ist es auch wichtig, öfter gegen den Strich zu bürsten. Zu empfehlen sind außerdem täglich *kalte Kopfwaschungen* mit der Beigabe von etwas *Klettenwurzelöl* und alle zwei Tage ein *Brennesselabsud:* Nach der Kopfwäsche müssen die Haare gut abfrottiert werden, dann ist die Kopfhaut gründlich mit dem Brennesselabsud zu massieren.

Hier noch ein Rezept für ein *Haarwaschmittel:*

> *30 g Weidenrinde*
> *50 g Leinsamen*
> *50 g Frauenhaarblätter*

Die Zutaten werden in einem Liter Wasser abgekocht.

Ein weiteres vorzügliches *Haarwasser gegen Schuppen* ist auch ein Aufguß mit sechzig Gramm *Edelkastanienblättern* auf einen Liter Wasser. Den Sud abkühlen lassen und abseihen.

Hämorrhoiden

Typische Symptome, die auf Hämorrhoiden deuten, sind Schmerzen nach dem Stuhlgang, Verstopfung und häufige Blutungen beim Stuhlgang. Als Ursache ist meist eine Bindegewebsschwäche der Venen innerhalb und außerhalb des Afters anzusehen. Begünstigt werden Hämorrhoiden durch Übergewicht, eine sitzende Arbeitsweise, durch zu reichliche Mahlzeiten, faserarme Kost, zuviel Alkohol und Süßigkeiten. Bei Frauen spielt auch sicher die Einnahme der Pille eine Rolle.

Zur Vorbeugung sollte vor allem – soweit wie möglich – die Lebensweise verändert werden: sehr viel Bewegung ist angeraten, täglich ein Spaziergang von mindestens einer Stunde. Waldlauf und

Skilanglauf sind ebenfalls hervorragende Maßnahmen gegen Hämorrhoiden. Von heißen Bädern sollten Sie hingegen unbedingt absehen.

Die Ernährung ist hauptsächlich auf pflanzliche Basis umzustellen, denn Fleischkost hat zu wenige Ballaststoffe und verstärkt die Neigung zu Hämorrhoiden. Sie sollten zudem für regelmäßigen Stuhlgang sorgen. Bei Verstopfungen sind aber nur mild wirkende Abführtees anzuwenden.

Kräutertee zur Vorbeugung:

> *30 g Bergschafgarbe*
> *30 g Eibischwurzel*
> *40 g Fenchel*
> *30 g Faulbaumrinde*
> *20 g Hamamelisblätter*
> *5 g Kümmel*
> *5 g Anis*

Als großartiges Vorbeugungsmittel haben sich auch *Kamillensitzbäder* erwiesen. Wechseln Sie aber nach einer Woche von Kamille zu *Heublume* und nach einer weiteren Woche zu *Zinnkraut* über. Für ein solches Sitzbad nimmt man zwei Handvoll der Kräuter auf einen Liter Wasser – nur zwanzig Minuten ziehen lassen und dann abseihen. Das Wasser gibt man anschließend dem Sitzbad zu. Noch ein ganz wichtiger Hinweis: Ballaststoffe verhindern generell das Entstehen von Hämorrhoiden, auch dann, wenn eine erbliche Veranlagung zur Bindegewebeschwäche vorhanden ist.

Harnsteinleiden

Durchschnittlich fünf Prozent der erwachsenen Bevölkerung erkranken an einer Harnsteinbildung. Die Harnsteinleiden haben in den letzten Jahren zugenommen, wobei Männer davon etwas häufiger betroffen sind als Frauen.

Harnsteine entstehen durch eine Behinderung des Urinabflusses.

Der Urin bleibt dabei längere Zeit in den Harnwegen und kann sich an verschiedenen Stellen so konzentriert absetzen, daß sich kleine Kristalle bilden. Auch eine falsche Ernährung kann Harnsteinleiden hervorrufen. An der Bildung von Harnsteinen sind tierisches Eiweiß, Käse, Alkohol und Nikotin ursächlich beteiligt.

Hier ein *Kräutertee* mit einer sehr guten vorbeugenden Wirkung:

40 g Hagebutten
30 g Pfefferminz
30 g Kamille
40 g Zinnkraut

Von diesem Tee sollten täglich vier Tassen getrunken werden.

Wichtig ist, daß Sie folgendes beachten: Bei Mineralwässern sollte der Gehalt an Kalzium unter siebzig Milligramm pro Liter liegen. Der Natriumgehalt darf auf keinen Fall dreihundert Milligramm übersteigen. Des weiteren sind pro Tag nur zwei bis drei Tassen Bohnenkaffee oder schwarzer Tee oder ein Glas Cola erlaubt. Bier und Wein sowie alle süßen Limonaden sind verboten. Es ist notwendig, daß Sie gleichmäßig über den ganzen Tag verteilt so viel Flüssigkeit aufnehmen, daß Ihr Körper ungefähr zwei Liter Harn ausscheiden kann. Besondere Bedeutung kommt dem Körpergewicht zu, das möglichst dem Idealgewicht entsprechen sollte und das Sie durch viel Bewegung in frischer Luft langsam zu erreichen suchen sollten. Hingegen müssen Sie starkes Schwitzen, intensiven Sport und zu lange und intensive Sonnenbänder vermeiden. Bei Reisen in tropische Länder kann durch reichliche Flüssigkeitszufuhr verhindert werden, daß der Körper austrocknet. Bei feuchtem und kaltem Wetter ist es wichtig, daß Sie sich gegen Unterkühlung schützen.

Gefördert wird die Entstehung von Kalziumsteinen durch zu enge Harnwege, ungenügende Harnverdünnung und zu geringe Flüssigkeitsaufnahme. Trinken Sie zwei bis zweieinhalb Liter Flüssigkeit pro Tag. Dadurch werden Entzündungsherde »gereinigt«, wird die »Konzentration« von Bakterien und Viren so »verdünnt«, daß sich keine Steine auskristallisieren können.

Hauterkrankungen

Die Haut ist ein lebenswichtiges – und unser größtes – Organ und schützt den Körper vor schädlichen Einflüssen der Umwelt. Das Aussehen der Haut kann als ein Spiegelbild der Gesundheit insgesamt angesehen werden. Ihre Beschaffenheit ist dabei keineswegs »schicksalhaft« bedingt; vielmehr kann jeder etwas dafür tun und so auch weitreichenden Krankheiten vorbeugen.

Auf der Haut machen sich alle »Sünden« gegen die Gesundheit bemerkbar, aufgezeichnet wie auf einem Film, wie in einer Gravur fixiert. Tiefe Furchen und Falten zeichnen das Gesicht des starken Rauchers. Rötungen an den Handtellern, sogenannte Gefäßsternchen und Gefäßspinnen, kennzeichnen die Haut des Alkoholikers. Eine aschgraue Färbung zeigt die Haut von Menschen, die ständig Schmerzmittel einnehmen. Pergamentartig und brüchig ist sie bei Patienten, die jahrelang Kortison erhalten haben oder noch bekommen. So wird nicht ohne Grund eine fahle, aufgeschwemmte, großporige oder tief gefurchte Gesichtshaut als Indiz für eine schlechte gesundheitliche Verfassung angesehen.

Aber auch Ängste und seelische Leiden prägen das Aussehen der Haut. So hängen zum Beispiel bei depressiv veranlagten Menschen dicke und schräg verlaufende Falten über den Augenoberlidern. Lachfältchen geben über den Menschen ebenso Auskunft wie tiefe Stirnfurchen oder pessimistische Mundfalten.

Um die Haut auf Dauer wirkungsvoll sauber, gesund und rein zu erhalten, müssen Sie soweit wie möglich auf jede Art von Genußgift verzichten. Gefährliche Medikamente sollten nur im unbedingt erforderlichen Umfang eingenommen werden.

Stellen Sie selbst einmal fest, welchen Risikofaktoren Ihre Haut ausgesetzt ist, indem Sie gewissenhaft die folgenden *Fragen* beantworten:

1 Rauchen Sie mehr als drei Zigaretten pro Tag?
2. Trinken Sie mehr als ein Glas Bier oder Wein am Tag?
3. Arbeiten Sie länger als sechs Stunden täglich in rauchiger und verbrauchter Luft?

4. Liegen Sie an manchen Tagen länger als drei Stunden in praller Sonne?
5. Verwenden Sie täglich starke alkalische Seifen zur Körperpflege?
6. Arbeiten Sie mit Chemikalien?
7. Gehen Sie ungern zum Hautarzt?
8. Leiden Sie öfter an Ausschlägen?
9. Nehmen Sie täglich Schmerztabletten ein?
10. Nehmen Sie regelmäßig Kortison?
11. Haben Sie ungelöste seelische Probleme?
12. Belasten Sie Schwierigkeiten im Privatleben oder im Beruf stärker, als Sie es nach außen hin zugeben?
13. Schlafen Sie weniger als sechs Stunden pro Nacht?
14. Verwenden Sie täglich scharfe Gewürze und viel Salz?
15. Berühren Sie täglich Katzen oder andere Haustiere, spielen Sie mit Ihnen?

Auswertung:

Wenn Sie bei diesem Test *nicht öfter als einmal* mit einem »Ja« antworten, dann verfügen Sie über die besten Voraussetzungen für eine gesunde Haut, und man kann Ihnen gratulieren. Denn Ihre Haut wird auch in zehn Jahren noch jugendlich frisch sein, und Sie sind gegen von außen verursachte Hauterkrankungen gut gewappnet, seien es Ekzeme oder etwa Hautallergien.

Wenn Sie *mehr als dreimal* mit »Ja« geantwortet haben, dann sollten Sie sich etwas mehr um die Gesundheit Ihrer Haut kümmern. Es ist zu Ihrem eigenen Vorteil, eine schöne und makellose Haut zu haben.

Wenn Sie *öfter als fünfmal* mit »Ja« geantwortet haben, ist es höchste Zeit, etwas für Ihre Haut zu tun. Denn Sie laufen Gefahr, Hautschäden zu erleiden, die nicht nur unschön sind, sondern sogar Ihre Gesundheit gefährden können.

Es gibt verschiedene Hauttypen, und jeder sollte wissen, zu welchem Typ er gehört.

Normale Hautbeschaffenheit: Die Haut ist gut durchblutet, faltenlos und hat einen normalen Feuchtigkeitsgehalt. Bei Druck mit dem Zeigefinger bleibt keine Delle zurück. Gegen Wind und Wetter genügt eine einfache Schutzcreme.

Trockene Haut: Der Fettgehalt ist vermindert. Es kommt nicht selten zu vorzeitiger Faltenbildung, wenn nicht rechtzeitig mit einer sorgfältigen Pflege begonnen wird. Beim Aufdrücken eines Spiegels bleibt kein Fettrand sichtbar. Hier gleich vorweg ein Hinweis: Zur Reinigung der trockenen Haut sind *alkalifreie Lösungen* wichtig. Anschließend sollte unbedingt eine *Feuchtigkeitscreme* dünn aufgetragen werden.

Fette Haut: Diese Haut neigt zu Unreinheiten. Sie ist großporig und bisweilen mangelhaft durchblutet. Beim Test mit dem Spiegel bleibt ein fettiger Rand zurück. Für Menschen dieses Hauttyps ist es vorteilhaft, wöchentlich einmal Saftfasttage und Reistage einzulegen. Dann normalisiert sich innerhalb einiger Wochen der Fettgehalt der Haut. Zur Pflege eignet sich eine *leicht entfettende Creme.*

Diät zur Vorbeugung gegen Hauterkrankungen:

Für die Haut ist es besonders wichtig, daß sie täglich ausreichend mit Eiweiß versorgt wird, das heißt, die Eiweißzufuhr sollte nicht unter siebzig Gramm in der täglichen Nahrung liegen. Beachten Sie bitte: Günstig für die Haut sind nicht Eiweißstoffe aus Eiern oder Fleisch, sondern vorwiegend aus Milchprodukten. Auf Zucker oder Weißmehlprodukte sollte dagegen verzichtet werden. Günstig wirken sich Saft- oder Rohkosttage aus.

Täglich sollten nicht mehr als sechzig Gramm Fett verwendet werden, pflanzlichen Fetten ist dabei der Vorzug zu geben. Scharfe Gewürze oder zuviel Salz können in bestimmten Fällen Juckreiz und sogar Ekzeme auslösen. Seien Sie enthaltsam bei Schokolade, Cola-Getränken und stark gesüßten Speisen.

Ein kleiner Hinweis zur *Akne:* Reiben Sie die Haut mit *Zitronensaft* ein, das beseitigt Mitesser und Pickelkeime.

Herzbeschwerden (nervöse)

Die Symptome bei nervösen Herzbeschwerden sind meistens Herzklopfen, Stechen in der Herzgegend und Beklemmungsgefühle. Manchmal kommt es zu unruhigem Schlaf, Zittern und panischer Unruhe. Herbeigeführt werden diese Beschwerden oft durch zuviel Streß und eine gehetzte Lebensführung. Bei Frauen spielen auch Partnerschaftsprobleme eine große Rolle.

Eine wirksame Vorbeugungsmaßnahme ist das Einreiben der Herzgegend mit *Eukalyptusöl* und *Menthol*. Als Badezusatz ist besonders eine Mischung aus *Kalmuswurzel* und Kamille zu empfehlen. Bei der Ernährung sollte weniger Kochsalz verwendet werden, dafür aber ist auf eine vitaminreiche Kost zu achten. Genußgifte sind zu vermeiden. Schwerverdauliche Speisen, die sich auf das Zwerchfell (Zwerchfellhochstand!) auswirken, sollten nicht gegessen werden. Immer wieder ist ein Safttag einzulegen. Wichtig ist ein regelmäßiger Stuhlgang.

Tee zur Verhütung von *Herzbeschwerden:*

> *20 g Enzianwurzel*
> *20 g Bergkamille*
> *10 g Lavendel*
> *20 g Rosmarin*
> *50 g Weißdornkraut*
> *20 g Melisse*

Dieser Tee sollte vier- bis fünfmal täglich getrunken werden.

Und zwei *Tinkturen* gegen *nervöse Herzbeschwerden:*

Rezept 1:
> *10 g Kalmus*
> *50 g Weißdornextrakt*
> *40 g Passionsblumenextrakt*

Von dieser Tinktur sollten täglich dreimal zwanzig Tropfen eingenommen werden. Auf diese Weise können Sie ganz sicher nervösen Herzbeschwerden vorbeugen.

Rezept 2:
  40 g Passionsblumenblätter
  40 g Bergschafgarbe
  50 g Weißdornblüten

Alles in einem Liter Schnaps zwanzig Tage lang ziehen lassen, dann abseihen. Mittags und abends je einen Eßlöffel davon nehmen.

Herzinfarkt

Das Herz ist der Schwerarbeiter in unserem Körper. Ununterbrochen pumpt es das Blut im Rhythmus von normalerweise sechzig bis achtzig Schlägen pro Minute durch den Körper. Das ergibt pro Tag eine Pumpleistung von 8 500 Litern Blut. Bei einer so gewaltigen Leistung sollte es selbstverständlich sein, das Herz nicht noch zusätzlich durch eine ungesunde Lebensweise zu belasten.

Besonders in den Industrieländern geschieht es immer öfter, daß Menschen im Alter zwischen vierzig und fünfzig Jahren plötzlich tot umfallen. Ihr Herz war so extrem überfordert, daß es plötzlich zu schlagen aufhörte.

Die Altersgruppe, in der die meisten Herzinfarkte mit tödlichem Ausgang vorkommen, sank von früher sechzig bis siebzig Jahren auf heute fünfzig bis sechzig Jahre herab. Das bedeutet, daß in unserer Zivilisation mit andauernder Streßeinwirkung, Überernährung, ungesunder Lebensweise sowie Bewegungsmangel Herzkrankheiten in einem immer früheren Alter auftreten.

In allen Bevölkerungskreisen, die sich fettreich ernähren, fällt die Anzahl der Herzinfarkte besonders hoch aus. Das gilt besonders für die USA, die Schweiz, Österreich, die Bundesrepublik Deutschland, Dänemark und Schweden. In den Vereinigten Staaten und der Bundesrepublik liegt der Fettverzehr bei einhundertfünfzig Gramm pro Tag und pro Person. Nach ärztlichem Rat aber sollte die Fettmenge siebzig bis achtzig Gramm nicht überschreiten. Etwa drei Viertel aller Herzinfarkte könnten durch eine gesunde Ernährung verhindert werden. Der Abbau ernährungsbedingter Risikofaktoren ist deshalb als besonders wichtiger Schutz anzusehen.

Lange und intensive Forschungsarbeit war erforderlich, um herauszufinden, welche Art von Diät zur Vorbeugung gegen den Herzinfarkt vorzugsweise geeignet sei. Eine solche Kost sollte fettarm, eiweißreich, stark vitaminhaltig und kalorienreduziert sein. Am besten bewährt hat sich eine *Diät* mit einem Gehalt von 2 000 bis 2 500 Kalorien (8 500 bis 10 500 Joule), aufgeteilt in 100 Gramm Eiweiß, 250 Gramm Kohlehydrate, 60 bis 80 Gramm Fett pro Tag.

Fettes Fleisch, tierische Fette, Wurstwaren, Schweinefleisch und Süßigkeiten sind unbedingt zu meiden. Essen Sie lieber *mageres Fleisch, Magerkäse, Pflanzenfette* und *Magermilch* sowie *frisches Obst, Rohkost* und *Gemüse*. Bei Übergewichtigen ist die Kalorienmenge vorsichtig weiter herabzusetzen. Nur so wird ein langsames und sicheres Abnehmen erreicht. Die Gewichtsabnahme sollte bei einem Kilo pro Woche liegen.

Sehen wir uns ein *Tageskostbeispiel* zur Vorbeugung gegen den Herzinfarkt an:

Frühstück:	1 Becher Hüttenkäse, 1 Knäckebrot, 1 Tasse Kräutertee, 1 TL Honig, 2 EL Weizenkeime.
Zwischenmahlzeit:	1 Banane, ½ l Mineralwasser.
Mittagessen:	100 g Salat, 100 g Gartenkresse, ¼ Hähnchen, 150 g Kartoffeln, 100 g Apfelkompott.
Abendessen:	2 Tassen Weißdorntee, 150 g Kartoffeln, 1 Bund Radieschen, 1 Scheibe Vollkornbrot, 1 Dreieck Magerstreichkäse.
Spätmahlzeit:	1 mittelgroßer Apfel, 2 EL Weizenkeime.

Dieser Speiseplan kann individuell und nach eigener Geschmacksrichtung geändert werden. Dabei ist allerdings auf das ausgewogene Verhältnis von Eiweiß, Kohlehydraten und Fetten zu achten (wie oben angegeben).

Ein erhöhter Cholesterinspiegel, Rauchen und Übergewicht zusammen ergeben eine zehnfach gesteigerte Infarktgefahr. Folglich müssen zur Vorbeugung diese Risikofaktoren abgebaut werden.

So sollte der Herzinfarktgefährdete nicht mehr als ein Ei pro Woche essen, denn der Cholesteringehalt der Hühnereier ist zu hoch. Cholesterin ist zwar ein lebenswichtiger Stoff, er braucht jedoch nicht zugeführt zu werden, denn der Körper kann selbst Cholesterin aus Eiweiß und Kohlehydraten aufbauen.

Risikofaktor Rauchen: Rauchen ist unbestritten einer der gefährlichsten Risikofaktoren bei Herzerkrankungen. Im Vergleich zu Nichtrauchern erkranken Raucher, die täglich mehr als eine Packung Zigaretten konsumieren, mehr als doppelt so leicht an Herzinfarkten. Nikotin erhöht den Blutdruck, verengt die Gefäße und vermindert das Herzminutenvolumen. Schon ein Tropfen einer Nikotinlösung tötet eine Taube oder eine Maus innerhalb von Sekunden durch Atemstillstand und Herzversagen. Daneben wirkt sich die verminderte Sauerstoffaufnahme wegen der erhöhten Kohlenmonoxydkonzentration ungünstig auf das Herz aus.

Durch das Rauchen werden Blutfette aktiviert und vermehrt in die Blutbahn befördert. Dies fördert Gerinnungsvorgänge, es können sich Thrombosen und Gefäßverschlüsse bilden. Rauchen erhöht zudem die Herzfrequenz so stark, daß dieses Organ nicht mehr im ökonomischen Bereich schlagen kann. Die Raucher reagieren folglich unter bestimmten Kreislaufbelastungen auffällig und anfällig: In großen Höhen, bei starken Anstrengungen bricht ein Drittel der Raucher eher zusammen als die Nichtraucher.

Risikofaktor Bewegungsmangel: Bei Routineuntersuchungen stellte sich heraus, daß über sechzig Jahre alte Menschen, die sich regelmäßig körperlich betätigen, in einer besseren Verfassung waren als untrainierte und unsportliche dreißig- bis vierzigjährige Männer. Regelmäßige körperliche Bewegung, regelmäßige sportliche Betätigung oder ein Beruf, der mit viel körperlicher Ausarbeitung verbunden ist, können in vielen Fällen Schlaganfälle vermeiden helfen. Als Trainingsarten zur Vorbeugung gegen den Herzinfarkt sind zu empfehlen: *Schwimmen, Laufen, Radfahren, Langlaufen* und *Bergwandern.* Besonders wichtig ist das Schwimmen, weil hierbei gleichzeitig Atemgymnastik betrieben wird. Weniger geeignet sind Fußball, Tennis oder Alpinskilauf, denn ruckartige, überschnelle Bewegungen sind eine Gefahr für Gelenke und Bänder

Ein *Naturheilmittel* als Kraftquelle für das Herz: Geradezu auf ideale Weise hat sich der *Weißdornsaft* bei der Heilung und zur Vorbeugung bewährt. Er sollte in höherer Dosierung über einen längeren Zeitraum hinweg eingenommen werden. Im Weißdorn kommen nicht weniger als vierzig verschiedene herzwirksame Stoffe vor. Dieses Naturheilmittel verbessert die Herzdurchblutung und behebt Beschwerden sowie das Gefühl der Herzenge und des Herzdruckes. Weißdorn wurde jahrelang von der Wissenschaft zuwenig beachtet und sogar ignoriert. Das lag hauptsächlich daran, daß dieses Naturheilmittel keine sofortige Wirkung zeigt. Die Wirkung setzt erst nach der strikten Einnahme über einen Zeitraum von mindestens drei Wochen hinweg ein.

Hier zwei *Teerezepte* zur Vorbeugung gegen den Herzinfarkt:

Rezept 1:
      10 g Lavendel
      10 g Rosmarin
      50 g Weißdorn
      10 g Enzianwurzel

Rezept 2:
      30 g Weißdornblüten
      30 g Weißdornblätter
      30 g Melisse

Außerdem können Sie Weißdornsaft auch *pur* trinken. Er wird in Reformhäusern angeboten. Drei bis vier Eßlöffel täglich sind eine ausreichende Menge, die Sie übrigens neben dem Tee zu sich nehmen können. Ein weiteres pflanzliches Heilmittel zur Verhütung des Herzinfarktes ist echtes *Weizenkeimöl*. Darin finden sich lebenswichtige Spurenelemente und Aminosäuren.

Husten

Husten ist eigentlich nur dann schädlich, wenn es zu regelrechten Anfällen kommt. Es handelt sich beim Husten um einen ganz normalen Schutzreflex des Körpers, um Gift- oder Schadstoffe und kleine Fremdkörperpartikel aus der Lunge und den Atemwegen freizubekommen. Es können aber auch eine ganze Reihe von anderen Ursachen den Hustenreflex auslösen, wie zum Beispiel erkrankte Bronchien (Schleimabsonderung) oder auch seelische Belastungen. Dagegen können Sie vorbeugend einiges selbst unternehmen. In erster Linie sollten Sie darauf achten, daß Sie sich möglichst oft in reiner Luft aufhalten. In geschlossenen Räumen kann dies durch einen Ionisator erreicht werden. Dieses Gerät filtert besonders Staubpartikel aus.

Folgende *Teemischung* hilft, einem überflüssigen *Hustenreiz* vorzubeugen und dennoch das Abhusten zu erleichtern:

50 g Thymian
30 g Huflattich
20 g Fenchel
30 g Isländisch Moos

Der Tee sollte warm, eventuell mit Honig gesüßt, getrunken werden, und zwar täglich vier bis sechs Tassen.

Zu empfehlen ist auch folgender *Sirup,* von dem täglich drei bis sechs Teelöffel einzunehmen sind:

50 g Echinaceasirup
50 g Thymiansirup
100 g Spitzwegerich

Durch dieses Mittel werden die Widerstandskräfte des Körpers gesteigert, so daß Bakterien besser abgewehrt werden können. Darüber hinaus wirkt der Spitzwegerich reinigend auf die Bronchien. Thymian erleichtert das Abhusten von Schleim und desinfiziert zugleich. Außerdem sorgt diese Heilpflanze für ein besseres seelisches Wohlbefinden, so daß ein lästiger nervöser Hustenreiz erst gar nicht aufkommt. Wer kennt nicht einen peinlichen Hustenanfall im Theater oder im Kino: Thymian wirkt hier zuverlässig vorbeugend.

Sehr hilfreich ist auch wiederum das *autogene Training,* mit dem Sie vollkommene innere Ruhe einüben können. Bei seelisch bedingtem Husten sollten Sie sich dabei stets auf den Satz »Husten ist ganz gleichgültig« konzentrieren.

Hypochondrie

Ein Hypochonder beobachtet seinen Körper mit einer übersteigerten Angst vor Krankheiten. Besonderes Interesse widmet er dabei der Bauchregion, aber auch alle benachbarten Organe können in dieses Angstsystem eingeschlossen werden, so zum Beispiel das Herz, die Genitalien und die harnableitenden Wege.

Es kommt sogar zu merkwürdigen Angstvorstellungen. Der Patient glaubt, daß sich seine Organe auflösen, daß er sozusagen an einer »inneren Schwindsucht« leide.

Der Hypochonder sucht meistens mehrere Ärzte gleichzeitig auf, um von seinen Vorstellungen und Theorien über seine Krankheit zu sprechen. Kein Untersuchungsergebnis, kein Laborbefund, keine noch so gute Aufklärung kann ihn beruhigen, denn er ist davon überzeugt, daß nur er alles über seine Krankheit genau weiß. Manchmal tritt auch der wahnhafte Gedanke auf, unheilbar krank zu sein. Es ist übrigens bekannt, daß Medizinstudenten oft glauben, erste Symptome einer Krankheit an sich festzustellen, die sie gerade im Laufe des Studiums kennengelernt haben.

Neurotisch überängstliche Hypochonder sind als krank anzusehen, auch wenn sie sich bestimmte Erkrankungen einbilden, ja sich hineinsteigern. Nicht verwechselt werden dürfen damit die psychosomatischen Krankheitsbilder (siehe dort), die unter Mitwirkung seelischer Faktoren durchaus organisch manifest sind (zum Beispiel: streßbedingtes Magengeschwür).

Die Häufigkeit der hypochondrischen Erkrankungen ist beträchtlich. Sie liegt bei zwei bis drei Prozent der Gesamtbevölkerung. Die Beschwerden zeigen sich hauptsächlich nach dem vierzigsten Lebensjahr. Manchmal gesellen sich zur Hypochondrie vereinzelt Symptome einer schizophrenen Störung.

Sobald die ersten hypochondrischen Anzeichen auftreten, muß einem verstärkten Ausbrechen der Krankheit rechtzeitig vorgebeugt werden. Wichtig ist es, täglich Gespräche über diese Krankheit zu führen. Auch hat sich das *autogene Training* bewährt. Die Merksätze sprechen von Ruhe, Schwere und Wärme, also von einem normalen Zustand, in dem sich der Körper üblicherweise befindet. Durch die Vorstellung eines warmen, gut durchbluteten Körpers wird eben dieser Zustand vom Patienten herbeigeführt und sein Körper von ihm dabei als normal erlebt. Je intensiver diese Übungen sind, um so weniger bleibt Raum für krankmachende Gedanken. Durch *wechselwarme Bäder* sollte der Körper so abgehärtet werden, daß der Patient geringere Beschwerden gar nicht mehr so intensiv wahrnimmt.

Tee zur Vorbeugung:

> *50 g Hopfen*
> *10 g Rosmarin*
> *10 g Lavendel*
> *10 g Enzianwurzel*
> *30 g Weißdorn*
> *50 g Bergschafgarbe*
> *30 g Orangenblätter*

Davon täglich eine Tasse heiß trinken.

Tropfen zur Vorbeugung:

> *50 g Melissenextrakt*
> *30 g Hopfenextrakt*
> *20 g Passionsblumenextrakt*

Davon dreimal täglich zehn Tropfen einnehmen.

Insektenstiche

Wer kennt nicht das leidige Urlaubsthema der Mückenplage! Es gibt viele Mittel, die Insekten vertreiben sollen. Sie sind mehr oder weniger wirksam. Hier jedoch ein paar Tips, die sich als sehr erfolgreich erwiesen haben.

Reiben Sie Ihre Haut mit *Eukalyptusöl* oder mit *Lorbeeröl* ein. Mücken werden Sie dann kaum noch angreifen. Ebenso hilft die Einnahme von *Vitamin-B-Präparaten*. Sie entwickeln für Mücken einen unangenehmen Hautgeruch.

Nicht zu vergessen sind auch alte Hausmittel: Legen Sie nachts ein bis zwei aufgeschnittene *Tomaten* oder *Zwiebeln* ans Fenster. Der Geruch wird die Insekten, vor allem die Stechmücken, abhalten.

Kamillen- oder *Schafgarbentee* sind Stechmücken und Sommerfliegen ebenso zuwider. Den Tee spritzt man sich am besten mehrmals am Tag über Gesicht, Hände und Arme.

Wenn Sie aber bereits gestochen worden sind, hilft es, die Einstichstelle sofort mit *Wegerichsaft* einzureiben. Der Juckreiz läßt sehr bald nach, und die Schwellung geht schnell zurück. *Spitzwegerich* eignet sich ebenso dazu.

Ischias

Der Ischiasnerv ist der stärkste Nerv unseres Körpers und kann heftige Schmerzanfälle auslösen. Häufig sind sie durch einen Bandscheibenvorfall bedingt (Hexenschuß, Lumbago). Weitere Ursachen können Erkältungen oder Entzündungen sein. Zur Vorbeugung gegen Ischiasschmerzen ist es wichtig, daß Entzündungsherde im Körper behandelt und ausgeheilt werden. Außerordentlich hilfreich ist eine Gymnastik, bei der die Wirbelsäule beweglich gehalten wird. Die Ernährung muß ausreichend Obst sowie genügend Spurenelemente enthalten, die die Wirbelsäule stärken. Frauen sollten von den Wechseljahren an darauf achten, daß sie genügend Östrogene erhalten (*Östrogen-Progesteron-Substitutionstherapie*). Sonst besteht die Gefahr einer Osteoporose, die neben der gefährlichen Brüchigkeit der Knochen ebenfalls schwere Ischiasschmerzen verursachen kann.

Bei den geringsten Ischiasbeschwerden sollten Sie dafür sorgen, daß das Gewebe ausreichend entwässert wird, sonst entstehen neue Schmerzschübe.

Dazu eignet sich besonders diese *Teemischung:*

40 g Ackerschachtelhalm
20 g Silbermantel
30 g Waldmeister
10 g Ginster
40 g Kamille

Weiters ist eine *Massage* der gesamten Wirbelsäule zu empfehlen, um das Rückgrat beweglich zu halten. Bei den ersten Anzeichen von Rückenschmerzen, die bis zu den Beinen ausstrahlen können, sollten Sie folgenden *Tee* trinken, um die Ausbreitung der Schmerzen zu verhindern:

30 g Ackerschachtelhalm
40 g Kamille
10 g Wacholderbeer
40 g Birkenblätter
20 g Salbei

Bewährt hat es sich auch, als Vorbeugungsmaßnahme den Rücken mit einer *Ölmischung* einzureiben:

10 g Oleum hyoscyami
10 g Pfefferminzöl
10 g Arnicaöl

Auch das *autogene Training,* bei dem die gesamte Wirbelsäulenmuskulatur entspannt und entkrampft wird, stellt einen wirksamen Schutz dar. Vor dem Einschlafen sollten Sie intensiv denken: »Ich bin ganz entspannt, jeder Muskel ist locker und entspannt.«

Juckreiz

Hautjucken ist keine eigenständige Krankheit, kommt aber häufig als Symptom vor – in sehr ausgeprägter und hartnäckiger Form zum Beispiel bei Stoffwechselstörungen, Diabetes, Gicht, Rheumatismus und Nesselsucht. Auch chronische Nierenkrankheiten lösen einen Juckreiz am ganzen Körper aus. Als unangenehme Begleiterscheinung tritt er bei der Einnahme von Medikamenten wie Sulfomaniden und Antibiotika auf. Juckreiz kann insbesondere auch eine allergische Reaktion sein. Gerade weil Hautjucken ein Symptom für verschiedene Krankheiten sein kann, ist eine Behandlung erst dann sinnvoll, wenn man die Ursache kennt.

Zur Vorbeugung kann auf die betreffenden Hautstellen ein *kühler Umschlag* gelegt werden. Auch das Auflegen von feingeschnittenen *Knoblauchzehen* hat sich bewährt. Wenn der Juckreiz den ganzen Körper betrifft, ist es vorteilhaft, ein *Vollbad* mit folgendem Zusatz zu nehmen:

50 g Kamille
50 g Leinsamen
10 g Lavendel

Diese Mischung sollte in einem halben Liter Wasser zehn Minuten aufgekocht und dann abgeseiht werden. Diese Lösung gibt man dann zum Badewasser. Das Bad sollte eine Temperatur von sechsunddreißig Grad haben und die Badedauer dreißig Minuten betragen. Danach kalt duschen.

Beim Essen sollte man darauf achten, daß die Speisen nur mild gewürzt und salzarm sind und wenig Fleisch enthalten. Als wirkungsvoll hat sich da Rohkost erwiesen. Außerdem ist eine regelmäßige Verdauung wichtig.

Zur Vorbeugung gegen Juckreiz kann folgender *Kräutertee* getrunken werden:

30 g Birkenblätter
20 g Faulbaumrinde
40 g Fenchel
30 g Holunderblüten
5 g Süßholzwurzel

Dieser Tee wird nur ganz kurz aufgekocht und dann abgeseiht. Dreimal täglich eine Tasse trinken.

Krampfadern

Von Krampfadern sind überwiegend Frauen betroffen. Die krankhafte Veränderung der Venen entsteht durch einen Blutstau. Dabei verlieren die Venenwände durch die Dauerspannung ihre Elastizität und werden schlaff. Wenn der geschlängelte Verlauf solcher gestauten Venen sichtbar wird, spricht man von Krampfadern.

Jede Frau kann eine ganze Menge tun, damit es erst gar nicht zu Krampfadern kommt. Vorbeugungsmaßnahmen sind besonders wichtig, wenn eine erbliche Veranlagung zu Krampfadern vorhanden ist. Als erstes gilt: Ausreichende körperliche Bewegung hält fit, denn dadurch wird der Blutstrom in den Venen gefördert. Leiden Sie unter Übergewicht, so muß dieses unbedingt verringert werden. *Kalte* oder *wechselwarme Wasserbäder* nach KNEIPP erhöhen die Spannkraft der Venenwände und bauen die Stauungen ab.

Beim Duschen sollten Sie immer mit dem rechten Fuß beginnen. Lagern Sie auch, sooft es geht, die Beine hoch, vor allem nach langem Stehen. Auch nachts sollte für eine höhere Lage der Beine gesorgt werden. Bei Berufen mit überwiegend stehender Tätigkeit empfiehlt es sich, vorbeugend sogenannte *Kompressionsstrümpfe,* das sind Gummigewebestrümpfe, zu tragen.

Auch verschiedene Heilkräuter haben sich sehr bewährt. Dazu zählen *Roßkastanie, Zinnkraut* und *Steinklee.* Diese Kräuter können sowohl innerlich wie auch äußerlich angewandt werden. Besonders wichtig zur Vorbeugung sind *Teemischungen* aus *Hamamelis, Schafgarbe, Rosmarin.* Diese Mischung kurbelt die Blutzirkulation an und verhindert damit Blutstauungen in den Venen. Von dem Tee sollten Sie zwei bis drei Tassen täglich trinken.

Es ist übrigens unbedingt erforderlich, daß Sie auf eine regelmäßige Darmentleerung achten.

Auch *Obsttage* mit *Saftfasten* zeigen verblüffende Wirkungen. Sie fühlen sich nach einem solchen Obsttag sehr viel frischer. Vermeiden Sie dagegen unbedingt einen zu reichlichen Salzgebrauch! Während vegetarische Kost und Rohkost anzuraten sind, sollten Sie möglichst von Fleischwaren, Eier- und Käsespeisen sowie von weißem Zucker und weißem Mehl Abstand nehmen.

Krebs

Es ist erschreckend, daß fast jeder dritte Bundesdeutsche an Krebs
stirbt. In Österreich und der Schweiz weisen die Statistiken ähnliche Zahlen aus. Krebs ist – nach den Herz-Kreislauf-Erkrankungen – die Todesursache Nummer zwei.

Alle möglichen Therapien haben sich bisher als mehr oder weniger wirkungslos erwiesen. Operationen sind nur im frühen Krank-
heitsstadium erfolgversprechend. Bestrahlungen haben seltener
den gewünschten Erfolg. Immer wieder treten Sensationsmeldun-
gen auf, der Krebs sei besiegt, man habe das wirksame Mittel gefunden. Tatsache ist jedoch, daß wir erst am Beginn einer umfang-
reichen Forschungstätigkeit stehen. Vielleicht gibt es erst in Jahrzehnten eine wirkliche Hilfe gegen Krebs. Heute besteht nur eine
einzige Hoffnung, und das ist eine sinnvolle Vorbeugung.

Hier lege ich Ihnen eine *Frageliste* vor, die die mögliche Krebsanfälligkeit erfaßt. Beantworten Sie bitte jede Frage gewissenhaft:

1. Ist in Ihrer Familie schon Krebs vorgekommen?
2. Arbeiten Sie in der chemischen Industrie, und haben Sie
    Kontakt mit krebsauslösenden Stoffen?
3. Rauchen Sie mehr als fünf Zigaretten pro Tag?
4. Trinken Sie mehr als einen Liter Bier (oder mehr als einen
    halben Liter Wein pro Tag)?
5. Leiden Sie unter Sorgen und ungelösten Problemen?
6. Leiden Sie unter Angstzuständen oder Depressionen?
7. Sind Sie geschieden und alleinstehend?
8. Essen Sie zuviel Fleisch und zuwenig Gemüse?
9. Sind Sie ein bequemer Mensch, der sich wenig bewegt?
10. Leiden Sie an Verstopfung und an chronischen Magen-
    Darm-Beschwerden?
11. Haben Sie Beschwerden beim Wasserlassen?
12. Haben Sie unerklärliche Blutungen?
13. Haben Sie irgendwo an oder in Ihrem Körper verdächtige
    Hautstellen oder Knoten festgestellt?
14. Gehen Sie seltener als einmal jährlich zum Arzt?

Auswertung:

Wenn Sie *kein einziges Mal* mit »Ja« geantwortet haben, brauchen Sie sich hinsichtlich einer Krebsdisposition keine unnötigen Sorgen zu machen. Dennoch ist es auch für Sie sehr günstig, die nachstehenden Diätempfehlungen einzuhalten, um im späteren Alter eine mögliche Krebsgefährdung zu umgehen.

Wenn Sie *ein- bis dreimal* mit »Ja« geantwortet haben und älter als fünfundvierzig Jahre sind, sollten Sie sich schon im eigenen Interesse medizinisch untersuchen lassen. Nur dann können Sie vorbeugend auf diese gefährliche Krankheit reagieren.

Wenn Sie *mehr als dreimal* mit »Ja« geantwortet haben, sollten Sie dringend Ihr Gesundheitsbewußtsein kontrollieren. Sie sollten sich auch sofort einer fachärztlichen Untersuchung unterziehen Jedenfalls sind die nun folgenden Diätanweisungen ganz besonders für Sie wichtig:

Grundsätzlich ist die *Antikrebsdiät* ganz einfach einzuhalten. Es muß nur auf ganz bestimmte Punkte achtgegeben werden:

1. Vermeiden Sie – so gut es geht – Fette in Ihrer Ernährung.
2. Achten Sie bei der Ernährung auf ausreichende Versorgung mit den Vitaminen der Gruppen A, C und E. Sie können diese auch in Form von Vitaminkapseln zu sich nehmen.
3. Essen Sie wenig Schweinefleisch, und vermeiden Sie Geselchtes, Gepökeltes und stark gesalzenes Fleisch sowie entsprechend behandelte Würste und Speck, Seelachs und Räucherheringe.
4. Vermeiden Sie möglichst Alkohol und vor allem Zigaretten.
5. Vermeiden Sie Limonaden, zuviel Kaffee, zuviel schwarzen Tee. Trinken Sie lieber Quell- oder Mineralwasser, reine Fruchtsäfte oder auch Milchmixgetränke.

Diese Diät soll sie nicht der Freuden des Lebens berauben, sondern sie hilft vielmehr zu verhindern, daß auch Sie ein Opfer dieser heimtückischen Krankheit werden.

Vorbeugend sollten Sie sich an eine gesunde Vollwertnahrung gewöhnen. Nehmen Sie außerdem immer wieder reinigende und stärkende *Tees* zu sich, beispielsweise aus *Ringelblumen, Labkraut, Spitzwegerich* und *Brennessel. Zinnkraut* mit *Ehrenpreis* gemischt wirkt blutreinigend und ist damit ein gutes Vorbeugemittel gegen den Krebs. Zinnkraut wäscht aus, löst auch und brennt gleichsam die Schadstoffe weg.

Die *Kalmuswurzel* dient zur Reinigung des ganzen Körpers, stärkt abwehrende Kräfte und hat damit ebenfalls eine hervorragende Wirkung gegen den Krebs.

Ganz allgemein läßt sich sagen, daß Völker mit hohem Fleisch- und Salzkonsum sehr viel stärker unter Krebs leiden als Völker, die üblicherweise weniger Fleisch, dafür aber mehr Getreide, Gemüse und Obst verzehren.

Man hat inzwischen festgestellt, daß Brust-, Prostata- und Darmkrebs in einem direkten Zusammenhang mit einem erhöhten Fettverbrauch stehen.

Als Schutz vor Krebs hat sich eine vitamin- und mineralstoffreiche Ernährung erwiesen. Bestimmte Gemüsesorten vermögen die Krebsanfälligkeit drastisch zu senken. Zu ihnen gehören sämtliche *Kraut-* und *Kohlarten,* dann *Broccoli* und *Kohlrüben.*

Und jetzt noch ein ganz besonderer Hinweis: Sie sollten Erdstrahlen ausweichen, die krebsfördernd sind. Eventuell lassen Sie Ihre Schlafstelle einmal auspendeln und stellen sie dann um. *Labkrautstroh* und *Haferstroh* sollen übrigens gegen Erdstrahlen abschirmend wirken.

Vorbeugeuntersuchungen:
Es gibt eine Reihe von Vorbeugemaßnahmen, um den Krebs rechtzeitig zu erkennen. An erster Stelle steht nach wie vor die radiologische Untersuchung. Es folgt die arteriographische Kontrolle, bei der die Gefäße dargestellt werden. Weitere Methoden sind Endoskopie (Spiegelung), die Verwendung von Kontrastmitteln mit radioaktiven Substanzen, der Ultraschall, das Abtasten des Gewebes mit der Hand. Mit Sicherheit kann anhand einer Gewebsentnahme festgestellt werden, ob eine Krebserkrankung vorliegt oder nicht. Die Chancen einer Heilung sind um so größer, je eher die Diagnose einen positiven Befund feststellt.

Zur Krebsvorbeugung ist es wichtig, folgende Warnzeichen und *Früherkennungsmerkmale* genauestens zu beachten:

Es besteht höchste Gefahr, wenn eine plötzliche, unerklärliche Gewichtsabnahme von fünf bis sechs Kilo pro Monat einsetzt. Weitere Anzeichen sind ein ebenso plötzlicher körperlicher Leistungsschwund, Appetitlosigkeit, wobei besonders Fleischspeisen abgelehnt werden, Verschlechterung des Allgemeinbefindens, Müdigkeit und Energieverlust, unerklärliche Schwächeanfälle, auffallende Blässe und schließlich das Auftreten unerklärlicher Schmerzen.

Hinsichtlich der Gefahr von *Hautkrebs* ist auf folgende Symptome zu achten:

Wie ist die Wundheilung? Heilen die Wunden schlecht? Haben Sie an einer bestimmten Körperstelle heftigen Juckreiz? Tritt Jucken und Juckreiz an den Geschlechtsteilen, Jucken und Bluten am After auf? Sind Knoten zu ertasten? Sind Knoten sichtbar? Heilen Geschwüre der Haut oder der Schleimhäute nicht mehr zu? Haben sich Warzen in ihrer Form, Größe und Art verändert, haben sie sich dunkel verfärbt?

Blasenkrebs

Die Risikogruppe bilden Männer im Alter von fünfzig bis sechzig Jahren, und zwar vorwiegend Zigarettenraucher. Gefährdet sind auch Patienten, die immer wieder an chronischen Harnwegsinfektionen leiden. Des weiteren gehören Arbeiter in der chemischen Industrie und Straßenarbeiter, die mit Teer und Asphalt umgehen müssen, zur Risikogruppe.

Ein frühes Anzeichen für Blasenkrebs sind Schwierigkeiten beim Wasserlassen. Es tritt dabei ein Brennen auf, und in vielen Fällen kommt es zu starken Blutungen aus der Harnröhre, so daß der Urin bisweilen blutrot gefärbt ist. Wenn Schmerzen beim Wasserlassen länger als drei bis vier Wochen andauern, sollte unbedingt ein Arzt aufgesucht werden. Bei der Früherkennung liegen die Heilungschancen bei neunzig Prozent.

Tee zur Vorbeugung:

> *100 g Ackerschachtelhalm*
> *20 g Bärentraubenblätter*
> *40 g Echinacea*
> *30 g Birkenblätter*

Anzuraten ist außerdem die tägliche Einnahme von einem Sechzehntelliter *Krallendorntee* über den Zeitraum von einem halben Jahr.

Brustkrebs

Schon vom fünfundzwanzigsten Lebensjahr an besteht für eine Frau die Gefahr, an Brustkrebs zu erkranken. Diese Gefahr wird von Jahr zu Jahr größer. Entscheidend für einen Heilerfolg ist die rechtzeitige Diagnose und Behandlung. Das wöchentliche genaue Abtasten der Brust ist immer noch die beste Möglichkeit, den Krebs im Frühstadium zu erkennen.

Für eine Brustuntersuchung, die sehr sorgfältig durchgeführt werden muß, sind zehn bis fünfzehn Minuten aufzuwenden. Es ist zu prüfen, ob beide Brüste gleich schwer sind und den gleichen Umfang aufweisen. Eindellungen und Vorwölbungen der Haut müssen ganz genau beobachtet werden. Es ist auch wichtig, festzustellen, ob die Brustwarzen nach außen gerichtet oder eingezogen sind. Die Untersuchung wird zuverlässiger, wenn sie unter Wasser ausgeführt wird. Die Brüste sollten außerdem in verschiedenen Stellungen betrachtet werden. Zum Beispiel bei erhobenen und dann herabhängenden Armen. Auch in den Achselhöhlen ist nach versteckten Knoten zu suchen.

Besonders verdächtig sind Einziehungen der Haut sowie eine Vorwölbung der Brust auf einer Seite. Ein dringendes Warnzeichen ist eine milchig-blutige Absonderung der Brustwarze. Verdächtig sind größere tastbare Lymphknoten in beiden Achselhöhlen. Jeder vergrößerte Lymphknoten sollte unbedingt von einem Facharzt untersucht werden.

Vorbeugung gegen Brustkrebs:
Jeden Tag sollte ein halber Liter *Rote-Bete-Saft* getrunken werden
Bei der Ernährung ist auf eine genügende Menge von ungesättigten Fettsäuren zu achten. Die Fettsäuren, die früher Vitamin F genannt wurden, sind hauptsächlich in ungehärteten pflanzlichen Fetten, in *Nüssen*, in *Leinsamen* und in bestimmten *Kürbiskernen* vorhanden.

Mit diesen Fetten werden die Abwehrkräfte des Körpers gesteigert.

Bei der Brustkrebsprophylaxe ist es wichtig, daß dem Körper genügend Enzyme zugeführt werden. Diese Enzyme spielen eine wichtige Rolle bei vielen biochemischen Vorgängen. Die Fermente sind hauptsächlich in der Rohkost enthalten, durch Erhitzen werden sie zerstört. Nach neuesten Forschungsergebnissen ist besonders in der *Roten Bete* ein reichliches Angebot an Fermenten vorhanden. Sie verbessern die Zellatmung um das Sechs- bis Achtfache.

Zur Vorbeugung besonders geeignet sind milchsaure Nahrungsmittel wie zum Beispiel *Quark, Sauerkraut* und auch durch Milchsäuregärung haltbar gemachte *Rote Bete*. Diese Nahrungsmittel stoppen Fäulnisvorgänge im Darm und verhindern dadurch eine Selbstvergiftung.

Empfehlenswert sind auch *Sojabohnenprodukte,* denn sie haben einen vollwertigen Eiweißgehalt. Außerdem ist in Sojabohnen ein hoher Anteil an Lezithin vorhanden.

Die Forschungsergebnisse der letzten Jahre haben gezeigt, daß auch das Spurenelement *Selen* zur Vorbeugung wichtig ist. So gibt es statistisch gesicherte Zusammenhänge zwischen Selenmangel und Brust- sowie Dickdarmkrebs. Man nimmt an, daß dieses Spurenelement die Wirkung mancher Schwermetalle wie Kadmium und Quecksilber aufheben kann. Selen ist in bestimmten Gegenden reichlich im Trinkwasser vorhanden. Weiterhin kommt dieses Spurenelement in *Vollkorngetreide* vor sowie in *Nüssen, Spargel* und auch bestimmten *Hülsenfrüchten*. Ist die Brustkrebsgefährdung besonders hoch, sollte Selen als homöopathisches Mittel intramuskulär gespritzt werden.

Sehr zu empfehlen ist auch ein sportliches Ausdauertraining von mindestens zweimal wöchentlich einer halben Stunde. Der Puls sollte dabei um dreißig oder vierzig Schläge ansteigen. Sportarten wie *Schwimmen, Waldlauf, Radfahren* und *Skilaufen* regen die Zellatmung an und wirken damit vorbeugend.

Besonders wichtig ist die Beseitigung von Krankheitsherden, denn eine chronisch erkrankte Stelle schwächt die körpereigene Abwehr. Solche Herde können tote Zahnwurzeln, chronisch entzündete Mandeln, entzündete Nasennebenhöhlen, eine Gallenblase mit Steinen oder ein entzündeter Blinddarm sein.

Ist die körperliche Abwehr besonders vermindert, so eignen sich auch *Thymuspräparate,* die täglich getrunken werden (Thymustrinkampullen).

Kräutertee zur Vorbeugung:

> *40 g Echinacea*
> *30 g römische Kamille*
> *40 g Silbermantel*
> *40 g Ackerschachtelhalm*

Dieser Tee sollte, mit naturreinem Honig gesüßt, mindestens zweimal täglich heiß getrunken werden.

Darmkrebs

Die Risikogruppe bei Darmkrebs sind Frauen und Männer von über fünfzig Jahren sowie Personen mit Hämorrhoiden, chronischen Darmleiden, Verstopfung oder Durchfall und Darmpolypen. Erste Anzeichen von Darmkrebs sind Unterbauchbeschwerden, blutiger Stuhlgang, Veränderungen in der Form des Stuhlgangs, starke Gewichtsabnahme, Blut- und Eisenmangel. Bei der Früherkennung liegen die Heilungschancen bei fünfundachtzig Prozent.

Zur Vorbeugung sind Obst- und Gemüsesäfte wichtig. Gut ist eine faserreiche Vollwertkost. Es ist unbedingt darauf zu achten, daß die jährliche Vorsorgeuntersuchung eingehalten wird.

Dickdarmkrebs

Der Krebs im End- oder Dickdarm tritt immer häufiger auf. Man kann davon ausgehen, daß in Europa jährlich hunderttausend Menschen an dieser Erkrankung sterben.

Diese Todeszahl entspricht ungefähr der Zahl der tödlichen Verkehrsunfälle.

Bis zum fünfzigsten Lebensjahr liegt die Erkrankungsrate noch sehr niedrig. Sie steigt dann aber bis zum achtzigsten Lebensjahr um das Fünfunddreißigfache. Leider werden die meisten Dickdarmkarzinome erst in einem weit fortgeschrittenen Stadium entdeckt. So verstreichen im Durchschnitt sechs Monate vom Auftreten der ersten Symptome bis zu einer ärztlichen Untersuchung. Das erste Zeichen von Dickdarmkrebs ist der ständige Blutverlust durch den Stuhlgang.

Vorbeugend können folgende Mittel genommen werden: Über ein halbes Jahr täglich dreimal *Thymusdragees* oder *Wobe-Mugos-Tabletten,* ebenfalls dreimal täglich eine über einen Zeitraum von ein bis zwei Jahren.

Tee zur Vorbeugung:

> *50 g Fenchel*
> *60 g Kamille*
> *30 g Silbermantel*
> *40 g Teufelskralle*

Den Tee kurz aufkochen, über den Tag verteilt drei Tassen trinken.

Es empfehlen sich außerdem ein *Taigawurzelextrakt,* von dem täglich zwanzig Tropfen genommen werden können, und dreimal täglich ein Eßlöffel Weizenkleie.

Krebs der Gallenwege

Die größte Risikogruppe für diese Krankheit sind Frauen über fünfzig Jahre. Betroffen können auch Patienten mit einer chronischen Bauchspeicheldrüsenentzündung sein sowie Menschen, die öfter an Oberbauchbeschwerden leiden. Erste Symptome sind Schmerzen der Gallenblasengegend, starke Gewichtsabnahme und Gelbsucht (Gelbfärbung der Augenbindehäute). Weitere Anzeichen: Appetitlosigkeit, Abneigung gegenüber Fleischspeisen, häufiger Brechreiz, Erbrechen von Galle und Fieberanfälle.

Zur Vorbeugung sind vom fünfundvierzigsten Lebensjahr an regelmäßige radiologische Untersuchungen oder Ultraschallkontrollen wichtig.

Trinken Sie täglich mindestens einen halben Liter *Rote-Bete-Saft!* Des weiteren gibt es *Kräuterteesorten,* die eine krebsfeindliche Wirkung haben, wie beispielsweise diese:

50 g Echinacea
50 g Kamille
30 g Schafgarbe
20 g Zinnkraut

Die Mischung kurz überbrühen, fünf Minuten ziehen lassen und dann langsam trinken.

Bei einer Krebsanfälligkeit in der Familie sollte vorbeugend ein Tee aus einer südamerikanischen Lianengattung genommen werden. Es ist der *Krallendorntee.* Trinken Sie davon fünf Monate lang täglich ein Sechzehntelliter.

Gebärmutterkrebs

Erste Anzeichen sind ein Druckgefühl im Unterleib, eventuell Schmerzen beim Wasserlassen, Blut im Urin. Wichtig ist eine Vorsorgeuntersuchung, die Sie zweimal im Jahr durchführen lassen sollten.

Tee zur Vorbeugung:

> 60 g *Frauenmantel*
> 40 g *Schafgarbe*
> 60 g *Zinnkraut*
> 20 g *Salbei*
> 40 g *Mistel*

Auch bei dieser Krebserkrankung ist der *Krallendorntee* ein wirksames Mittel. Trinken Sie täglich ein Sechzehntelliter davon, dazu dreimal täglich fünfzehn Tropfen einer Mischung von fünfzig Gramm Mistelextrakt und fünfzig Gramm Propolis.

Hautkrebs

Zur Riskogruppe gehören Menschen mit schlecht heilenden Wunden und Unterschenkelgeschwüren. Der Gefahr, an Hautkrebs zu erkranken, sind besonders Chemiearbeiter und Chemiker, die viel mit organischen Lösungsmitteln und Farben (Anilin) umgehen, ausgesetzt. Auch Arbeiter, die mit Teer zu tun haben, bilden eine gefährdete Berufsgruppe. Besonders gefährdet sind auch »Sonnenanbeter«, blonde Menschen mit Muttermalen und starke Raucher.

Als erste Anzeichen gelten Muttermale, die immer schneller wachsen, Blutungen und Entzündungen, die nicht abheilen. Weitere Symptome sind kleine Knötchen oder Bläschen auf der Haut oder hornartige Aufschiebungen der Haut, die über Wochen und Monate nicht verschwinden (siehe auch Seite 133).

Fürs Sonnenbaden empfehle ich dringend eine gute Sonnenschutzcreme. Muttermale oder Warzen sollten möglichst wenig berührt werden. Eventuell kann vorbeugend ein Muttermal oder eine lästige Warze vom Hautarzt entfernt werden.

Als vorbeugendes Mittel gegen Hautkrebs hat sich der *Krallendorntee,* kurzfristig angewendet, bewährt. Hilfreich ist auch die tägliche Einnahme von einem Viertelliter *Karottensaft,* gemischt mit einem Viertelliter *Rote-Bete-Saft,* oder täglich zwei Meßbecher *Anthozym-Petrasch-Saft.*

Hodenkrebs

Hier sind in erster Linie Männer zwischen dem zwanzigsten und vierzigsten Lebensjahr gefährdet. Ein frühes Anzeichen ist eine Hodenschwellung, die nicht vergeht und die auf übliche Therapien nicht anspricht.

Innerhalb kurzer Zeit entstehen tastbare harte Knoten, die sich vom Nachbargewebe leicht abgrenzen lassen. Ein weiteres Merkmal ist die Schwellung der Brustdrüsen, wobei sich das Brustdrüsengewebe hart anfühlt.

Es kommt auch als Frühsymptom zu einem Potenzverlust und zu einer Abnahme der Libido.

Der Hodenkrebs befällt in Europa jährlich etwa dreißigtausend junge Männer. Durch regelmäßige Untersuchung der Hoden läßt sich diese Krankheit rechtzeitig erkennen. Eine Heilungsaussicht besteht allerdings nur dann, wenn auch frühzeitig eine sinnvolle Therapie einsetzt.

Deshalb sollten Sie die Hoden wöchentlich mit allen zehn Fingern auf etwaige Veränderungen abtasten.

Es gibt auch gutartige Hodenschwellungen, aber Sie müssen auf jeden Fall sofort den Arzt aufsuchen, damit sicher festgestellt wird, um was es sich bei Ihnen handelt. Bei einer Hodenvergrößerung durch Wasserbruch ist der Hoden durchscheinend. Bei einer Vergrößerung durch Krebserkrankung ist die Konsistenz härter. Mit Hilfe einer Taschenlampe läßt sich der Tumor meist als dunkles Gebilde abgrenzen.

Kräuterteemischung zur Vorbeugung:

> *50 g Teufelskrallenwurzel*
> *60 g Kamille*
> *100 g Bergschafgarbe*
> *50 g Echinacea*

Außerdem empfehlenswert:

Nehmen Sie dreimal täglich ein *Thymusdragee* und dreimal täglich einen Meßbecher *Anthozymtinktur*.

Magenkrebs

Zur Risikogruppe gehören Menschen von über fünfzig Jahren sowie überhaupt Raucher, die mehr als zehn Zigaretten pro Tag konsumieren. Risikofaktoren sind jahrelange Entzündungen der Magenschleimhaut und chronische Geschwüre, die im Laufe der Jahre zu einem Krebs ausarten können. Menschen, die sehr wenig Magensäure haben, neigen ebenfalls zu Magenkrebs.

Frühe Anzeichen von Magenkrebs sind: starke Gewichtsabnahme, Beschwerden im Oberbauch, Appetitlosigkeit, Erbrechen von Galle, Aufstoßen, Widerwillen gegen Fleisch- und Wurstwaren.

Ein ganz alarmierendes Anzeichen ist ein sogenannter *Teerstuhl* (schwarzer Stuhlgang) infolge von Blutbeimengungen.

Da endoskopische Untersuchungen sehr aufwendig sind, sollte man selbst ständig auf seinen Magen achten, jede Veränderung registrieren und dem Arzt mitteilen. Sollten Magenbeschwerden länger als drei Wochen anhalten, ist unbedingt ein Arzt aufzusuchen. Nur ein rechtzeitig erkanntes Magenkarzinom hat eine gute Aussicht auf Heilung. Die Heilungsquote liegt in diesem Fall bei neunzig bis fünfundneunzig Prozent. Zur Vorbeugung sollte auf Vollwertkost ohne Giftstoffe geachtet werden. Besonders abzuraten ist von Schweinefleisch, Geselchtem und gepökeltem Fleisch.

Vorbeugend kann folgende *Tinktur* eingenommen werden:

> *60 g Propolis*
> *40 g Kalmustinktur*

Davon dreimal täglich fünfzehn Tropfen nehmen!

Außerdem empfiehlt es sich, täglich je eine Tablette *Vitamin A* und *E* oder 500 mg *Vitamin C* einzunehmen.

Als wirksam haben sich ebenfalls *Lymphomyosottropfen* (dreimal täglich zehn Tropfen), *Selen-Natrium-D-20-Tropfen* (dreimal täglich zwanzig Tropfen) und *Polyergadragees* (dreimal täglich ein Dragee) erwiesen.

Nierenkrebs

Bedroht sind Raucher und Alkoholiker. Im allgemeinen werden Männer über fünfundfünfzig Jahre häufiger von Nierenkrebs befallen als Frauen derselben Altersgruppe. Nierenkrebs bildet sich häufig bei chronischen Entzündungen. Menschen mit Nierensteinen sind dreimal mehr gefährdet. Zur Risikogruppe gehören auch Arbeiter der chemischen Industrie.

Frühe Anzeichen dieser Krankheit sind Blut im Urin, Blutarmut, Choliken und Gewichtsabnahme. Die Leistung fällt stark ab, und es herrscht eine auffallende Müdigkeit vor. Wird die Krebserkrankung früh genug erkannt, liegt die Heilungschance bei achtzig Prozent.

Vorbeugend kann einiges getan werden. So sollte der Alkohol- und Zigarettenkonsum drastisch eingeschränkt werden. Lassen Sie auch den Harn halbjährlich genau auf Eiweiß, Zucker, Blut und Bakterien untersuchen. Viel Bewegung an frischer Luft ist wichtig. Achten Sie unbedingt darauf, daß Ihr Körper nicht durch Konservierungsmittel in der Nahrung belastet wird. Das bedeutet: kein Gepökeltes, kein Geräuchertes, kein zu stark gebratenes Schweinefleisch.

Sie sollten dagegen viel Obst und Gemüse essen. Doch auch hier ist es wichtig, daß keine Giftstoffe mit der Nahrung aufgenommen werden.

Zur Vorbeugung ist in erster Linie der *Krallendorntee* geeignet (ein Sechzehntelliter pro Tag). Außerdem empfiehlt sich die Einnahme von täglich dreimal zwanzig Tropfen *Echinaceaextrakt*.

Kräutertee zur Vorbeugung:

>   *60 g Kamille*
>   *50 g Echinacea*
>   *80 g Zinnkraut*
>   *60 g Silbermantel*

Dosierung: dreimal täglich eine Tasse. Dazu dreimal täglich eine Tablette *Vitamin A, E,* dreimal täglich ein *Solcoseryldragee*.

Prostatakrebs

Gefährdet sind in erster Linie Männer nach dem fünfundsiebzig-
sten Lebensjahr. Warnsignale treten nur selten auf. Eventuell
kommt es zu einer unvollständigen Wasserentleerung, zu Nach-
tröpfeln und zu einem unterbrochenen gewundenen Strahl. In fort-
geschrittenem Stadium ist der Harn blutig gefärbt.

Kräutertee zur Vorbeugung:

Täglich sollte ein Sechzehntelliter *Krallendorntee* getrunken werden.
Besonders zu empfehlen ist folgende *Kräuterteemischung:*

    50 g Paraguaytee
    30 g Pfefferminze
    30 g Hagebutte
    40 g Echinacea
    20 g Bärentraubenblätter
    20 g Birkenblätter

Diesen Tee nur kurz überbrühen und dann zehn Minuten ziehen
lassen.

Leberentzündung (Gelbsucht)

Aufgabe der Leber ist es, den Körper des Menschen zu entgiften.
Bei falscher Ernährung oder bei Alkoholmißbrauch wird der Stoffwechsel nicht mehr richtig reguliert. Die Abfallprodukte bleiben
im Blut, und der Mensch vergiftet sich selbst.
    Symptome einer Leberentzündung oder Gelbsucht sind meist
Schwäche, Müdigkeit und Temperaturanstieg. Die empfindlich
reagierenden Augenbindehäute nehmen bei einer Leberentzündung sofort eine leichte Gelbfärbung an, allerdings nur dann,
wenn der Gallenfarbstoff im Überschuß in das Blut gepreßt wird.
Der Harn ist bei einer Leberentzündung sehr dunkel, manchmal

sogar bräunlich, der Stuhlgang hingegen auffallend hell. Die Haut sieht besonders unter künstlicher Beleuchtung hellgelb aus.

Die Ursachen der Leberentzündung liegen in einer Infektion mit Bakterien, Viren oder Amöben. Auch durch Giftstoffe wie Alkohol, Suchtgifte oder Schwermetalle kommt es zu schweren Leberschädigungen.

Zur Vorbeugung gegen eine Leberentzündung sollten vor allem alle giftigen Stoffe unbedingt vermieden werden. Alkohol beginnt beim Mann bei einer Menge von siebzig Gramm pro Tag als Gift zu wirken, bei der Frau genügen schon fünfzig Gramm. Ein Mann darf also nicht mehr als durchschnittlich eine Flasche Wein oder zwei Flaschen Bier am Tag trinken. Andernfalls wird innerhalb von zehn Jahren die Leber schwer geschädigt.

Rauchen hat eine schädliche Wirkung auch auf die Leber. So liegt bei Rauchern die Häufigkeit der Erkrankung an Leberkrebs ungefähr sechsmal höher als bei Nichtrauchern.

Besonders in südlichen Ländern sollten Sie vorsichtig sein, um sich nicht eine infektiöse Leberentzündung zuzuziehen. Aufpassen muß man vor allem bei Speiseeis, frischen Salaten und Mayonnaisen, denn diese Speisen sind ideale Nährböden für leberschädigende Bakterien.

Vor Tropenreisen ist es unbedingt erforderlich, sich gegen Leberentzündungen schutzimpfen zu lassen. Vor allem sollte das Immunsystem durch *Gammaglobuline* gestärkt werden. In südlichen Ländern wird man dann besonders im Umgang mit Hunden und anderen Haustieren vorsichtig sein. Denn es besteht immer die Gefahr, daß durch diese Tiere Parasiten übertragen werden, die sich in der menschlichen Leber ansiedeln können.

Kräutertee zur Vorbeugung gegen *Lebererkrankungen:*

   20 g Faulbaumrinde
   40 g Bergschafgarbe
   30 g Angelikawurzel
   20 g Artischockenwurzel
   20 g Mariendistelfrüchte

Auch hat sich eine *Tinktur* aus:

50 g Weinblätter
20 g Kalmuswurzel
30 g Johanniskraut

als wirksam erwiesen. Diese Mischung wird zu einem halben Liter Schnaps gegeben und dann zwanzig Tage stehen gelassen. Nach dem Abseihen von der so erhaltenen Tinktur dreimal täglich einen Teelöffel voll einnehmen.

Das *autogene Training* bietet weitere Möglichkeiten, um die Leber gesund zu halten. Denken Sie in tiefer Ruhe intensiv: »Ich fühle mich ruhig, ausgeglichen und entspannt. Der ganze Bauchraum ist angenehm warm. Eine angenehme Wärme ist im rechten Oberbauch.« Durch die Vorstellung der Wärme im rechten Oberbauch wird die Durchblutung der Leber gefördert und auch das Immunsystem günstig beeinflußt.

Um einer Lebererkrankung vorzubeugen, ist es auch wichtig, eine träge arbeitende Leber anzuregen. Ein hervorragendes Mittel ist die *bittere Löwenzahnwurzel*. Schneiden Sie dazu fünfzig Gramm der frischen Wurzel in Scheiben, und lassen Sie sie in einem Liter Wasser köcheln, bis die Flüssigkeit auf einen halben Liter eingekocht ist. Dann geben Sie 0,02 Liter *Meerrettichtinktur* hinzu. Von dieser Flüssigkeit sollten Sie 0,04 bis 0,08 Liter täglich trinken.

Ebenso regt der Verzehr frischer *Äpfel* eine träge Leber an, desgleichen viel *Sellerie*.

Eine *Backpflaumencreme* vor dem Frühstück gegessen, ist ein großartiges Reinigungsmittel für die Leber. Hier das Rezept:

Sechs bis acht mittelgroße bis große Backpflaumen aufschneiden, entkernen und hacken. Einen Viertelliter Schlagsahne steif schlagen und die Backpflaumen unterheben. Das Frühstück und eventuell das Mittagessen können Sie dann auch ausfallen lassen.

Bitter, aber der Leber sehr zuträglich, ist *Wermut*. Man nimmt dreimal täglich zwanzig Tropfen der Wermuttinktur mit etwas Saft ein.

Die Wirkung kann ergänzt werden durch *Tee,* der zu gleichen Teilen aus *Wacholder, Zinnkraut, Tausenguldenkraut* und *Schafgarbe* bereitet wird: einen Eßlöffel der Mischung mit einer Tasse kochendem Wasser übergießen, zehn Minuten ziehen lassen und mit Honig gesüßt trinken.

Hilfreich ist auch die *Klettenwurzel.* Sie reinigt und regt die Leber zu besonderer Aktivität an. Der Gallenfluß wird gefördert und dadurch die Verdauung gebessert.

Magenstörungen (nervöse)

Unter der sogenannten *Gastropatia nervosa* sind funktionelle Magenbeschwerden zu verstehen, die keine organische Ursachen haben. Dabei kommt es zu einem Zuviel oder Zuwenig an Magensäure. Das klinische Bild zeigt sich in einem Völlegefühl nach dem Essen sowie in Appetitlosigkeit und einem Druckgefühl in der Bauchgegend. Weitere Symptome sind die Unverträglichkeit von bestimmten Nahrungsmitteln wie Fetten und Gemüsesorten sowie auch von Koffein und Alkohol.

Der Magen wird zum Angelpunkt für psychogene Faktoren jeder Art. Häufig kommt diese Erkrankung bei Menschen mit hoher beruflicher Belastung (Streß) vor, besonders oft bei berufstätigen Frauen mit Familie (Doppelbelastung).

Besonders geeignet zur Vorsorge sind Entspannungsübungen des *autogenen Trainings.* Dabei muß besonderer Wert auf die exakte Einübung folgender Formel gelegt werden: »Das Sonnengeflecht ist angenehm warm, der ganze Bauchraum spürt Wärme und ist gut durchblutet.« Dieses Training sollte auch vor dem Essen durchgeführt werden, weil dadurch die Belastungsfähigkeit des Magens gesteigert wird.

Den Magen reizende Lebensmittel wie Kaffee und gebratene oder gebackene Fleischspeisen sollten Sie meiden. Achten Sie auf eine magenfreundliche Schonkost, die dennoch reich an Vitaminen und Spurenelementen ist.

Besonders günstig hat sich folgende *Tinktur* erwiesen:

> *30 g Hopfenextrakt*
> *20 g Johanniskrautextrakt*
> *60 g Passionsblumenextrakt*
> *100 g Kalmusextrakt*

Dreimal täglich zehn Tropfen vor den Mahlzeiten einnehmen!

Fragebogen für Magenkranke:

1. Wenn Sie seelisches Leid drückt:
   a) Sprechen Sie darüber mit Freunden und Bekannten? .... 0 Punkte
   b) Deuten Sie es an, wenn Sie Probleme haben? .. 2 Punkte
   c) Fressen Sie das ganze Leid und Ihren Kummer in sich hinein? .... 4 Punkte

2. Probieren Sie in einem Gasthaus:
   a) Fremdländische, neue Speisen? .... 4 Punkte
   b) Schonende Kost? .... 0 Punkte
   c) Bewährte Hausmannskost? .... 2 Punkte

3. Sie rauchen Zigaretten. .... 2 Punkte

4. Sie trinken Alkohol......................... 1 Punkt

5. Sie trinken und rauchen nicht. .... 0 Punkte

6. Fühlen Sie sich manchmal unglücklich und unverstanden?
   Nein....................................... 1 Punkt
   Ja .. .. 3 Punkte

7. Treten bei Ihnen Verspannungen und Schmerzen im Oberbauch auf, besonders dann, wenn Sie nüchtern sind?
   Selten .... 2 Punkte
   Nie.. 0 Punkte
   Oft .... 3 Punkte

8. Kommt es vor, daß Sie nach einer Mahlzeit starke
   Schmerzen haben?
   Es kommt vor. .... 2 Punkte
   Es kommt nicht vor. .... 0 Punkte
   Es kommt häufig vor. .... 3 Punkte

9. Müssen Sie nach dem Essen oft aufstoßen, oder
   verspüren Sie ein Brennen der Speiseröhre?
   Ja .... 2 Punkte
   Aufstoßen, ja .... 1 Punkt
   Beides zusammen .... 4 Punkte
   Beides nicht. .... 0 Punkte

10. Tragen Sie in Ihrem Beruf sehr viel Verantwor-
    tung, und haben Sie viel zu entscheiden?
    Nein .... 1 Punkt
    Ja .... 3 Punkte

11. Auf welche Art nehmen Sie Ihre Mahlzeit ein?
    In größter Eile .... 4 Punkte
    In aller Ruhe. .... 0 Punkte
    Normal .... 2 Punkte

12. Wie viele Mahlzeiten nehmen Sie pro Tag ein?
    Drei .... 3 Punkte
    Vier .... 2 Punkte
    Fünf oder mehr .... 1 Punkt

Auswertung:

Bis 15 Punkte: Es spricht alles dafür, daß Ihr Magen noch relativ
gesund ist. Sie ernähren sich, so gut es geht, vernünftig und schei-
nen zu jenen Menschen zu gehören, die nicht sofort die Ruhe verlieren.

Bis 25 Punkte: Sie wissen selbst am besten, daß Sie ab und zu Probleme mit Ihrem Magen haben. Sie wissen auch genau, woher das
kommt: Ab und zu haben Sie zu schnell gegessen, ab und zu ein
Bier hinuntergeschüttet, aber im großen und ganzen ist Ihre Gesundheit nicht gefährdet.

Über 30 Punkte: Wie Sie wissen, schlägt Ihnen fast alles auf den Magen. Leisten Sie sich rechtzeitig eine gründliche fachärztliche Untersuchung. Halten Sie sich genau an die Diätanweisung, die Ihnen Ihr Hausarzt gibt. Auf die Dauer macht Ihr Magen nicht mehr mit! Wenn Sie nicht bereits ein Magengeschwür haben – es dürfte Ihnen sicher sein.

Magersucht

Unter Magersucht ist eine extreme Gewichtsabnahme zu verstehen, meist bedingt durch eine – psychisch verursachte – Abneigung gegen jede Art von Nahrungsmitteln. Sie ist verbunden mit dem bewußten oder unterbewußten Wunsch, möglichst schlank zu bleiben, und mit einem starken Angstgefühl vor jeglicher Gewichtszunahme.

Typisch ist eine Reduzierung des Körpergewichtes auf vierzig Kilogramm und weniger. Im Extremfall wiegt der oder die Magersüchtige nur noch fünfundzwanzig Kilogramm. Akute Lebensgefahr besteht bereits bei dreißig Kilogramm. Ein weiteres Symptom dieser Krankheit ist das Erbrechen. Der Mageninhalt wird – wenn Magersüchtige überhaupt etwas zu sich genommen haben – wieder erbrochen.

Auch die unkontrollierte Anwendung von Abführmitteln hat eine erhebliche Gewichtsabnahme zur Folge. Durch den beträchtlichen Verlust an Flüssigkeiten und Elektrolyten verarmt der Körper an Kalium. Dadurch kommt es zu Schwächeanfällen.

Bei der Magersucht besteht für gewöhnlich kein Krankheitsbewußtsein. Die wenigsten dieser Menschen können über Konflikte berichten. Sie erklären höchstens, daß sie das Essen und die Speisen für unappetitlich und überflüssig halten. Die Magersucht kommt in allen hochzivilisierten Industrieländern vor, und hier sind überwiegend Frauen von dieser Krankheit betroffen. Auf zwanzig Magersüchtige Frauen kommt nur ein Mann.

Da besonders junge Mädchen von der Magersucht betroffen sind, ist es zur Vorbeugung wichtig, daß Eltern ein gutes Vertrauensverhältnis zu ihren Kindern aufrechterhalten. Nur so kann frühzeitig eine krankhafte Entwicklung erkannt werden. Und nur durch Früherkennung kann der Krankheit wirksam entgegengetreten werden.

Tropfen zur Vorbeugung:

> *Tonicum Roche 150*
> *Solutio ferri aromatici 50*
> *Tincture amare 1*

Davon einmal täglich einen Teelöffel vor dem Essen einnehmen.

Kräutertee zur *Appetitanregung:*

> *30 g Tausendguldenkraut*
> *20 g Schafgarbe*
> *50 g Kamille*
> *20 g Kalmus*

Diesen Tee zehn Minuten ziehen lassen und vor den Mahlzeiten langsam trinken.

Menstruationsbeschwerden

Oft treten bereits mehrere Tage vor Beginn der Menstruation Schmerzen auf. Sie können begleitet sein von all den unangenehmen Begleiterscheinungen des *prämenstruellen Syndroms:* von Schlafstörungen bis zur Reizbarkeit, von Durchfall bis zur Stuhlverstopfung. Es stellen sich Schwellungen und Wassereinlagerungen im Gewebe ein. Das Gewicht steigt um ein halbes bis zu einem Kilo an. Auch die Augenlider können anschwellen. Ein weiteres Symptom ist die Verkrampfung der Gallenwege. Daneben treten Kopfschmerzen, Migräne, Übelkeit und Brechreiz auf. Auch alte, nicht geheilte Harnblasenentzündungen können in dieser Zeit neue Beschwerden verursachen.

Beim *prämenstruellen Syndrom,* den vielfältigen Beschwerden vor Beginn der Menstruation, kommt es zu vermehrtem Ausfluß. Atembeschwerden, Heiserkeit, Rückenschmerzen und Bandscheibenschmerzen sind weitere Begleiterscheinungen. Die Ursache liegt in einer überempfindlichen Reaktion auf körpereigene Östrogene (Geschlechtshormone). Aber auch Hormone oder hormonähnliche Substanzen in Lebensmitteln, zum Beispiel im Kalbfleisch, können Schmerzen vor der Menstruation auslösen.

Was ist vorbeugend zu tun? In erster Linie sollten Sie versuchen, mit einer geringen Menge Salz auszukommen. Weniger Salz bedeutet: weniger Wurst, weniger Fleisch und weniger Brot. Auf jeden Fall sollte ein Nachsalzen mit Kochsalz vermieden werden. Der Kochsalzverbrauch sollte etwa bei zwei bis vier Gramm pro Tag liegen! Es ist auch empfehlenswert, ein Salz zu verwenden, das auf Magnesiumsalzen aufgebaut ist; gut eignen sich auch *Kaliumsalze,* denn durch das Spurenelement Kalium wird die Darmtätigkeit gesteigert. Es reguliert auch die Nebenniere und die Nebennierenrinde und gleicht außerdem den Wasserhaushalt im Körper aus. Reich an Kalium sind *Kartoffeln, Weizen, Reis, Trauben, Bananen, Erdnüsse, Birnen, Äpfel, Datteln, Salate,* Kohlarten wie *Sprossenkohl* oder *Kohlrabi.* Dazu kommen *grüne Bohnen, Haselnüsse* und *Blütenpollen.*

Zur Vorbeugung gegen das prämenstruelle Syndrom eignet sich auch das *Vitamin B_6.* Es ist vorwiegend in *Salaten, Kartoffeln, Eigelb, Pollen* und *Hefe* enthalten.

Der tägliche Bedarf liegt bei drei bis sechs Milligramm. Zur Vorbeugung können fünfzig bis hundert Milligramm verwendet werden.

Magnesiumsalze sind – wie gesagt – ebenfalls zu empfehlen, da sie auf die Muskeln entspannend und entkrampfend wirken.

Zur Beseitigung des *Spannungsgefühls in den Brüsten* kann man täglich eine *Zwiebelsuppe* essen, einen Viertelliter *Johannisbeersaft* trinken und einmal täglich einen Teller geriebene *Karotten* zu sich nehmen.

Folgender *Tee* hat sich bewährt:

40 g Schlangenkraut
30 g Kamille
40 g Frauenmantel
30 g Bergschafgarbe

Diesen Tee nicht kochen, sondern nur kurz aufbrühen und fünfzehn Minuten stehen lassen. Über den Tag verteilt vier bis fünf Tassen trinken.

Wenn die Schmerzen vor der Menstruation mit *Unruhe* verbunden sind, empfiehlt sich ebenfalls ein *Tee:*

50 g Passionsblume
30 g Baldrian
40 g Kamille

Diesen Tee ebenfalls nur kurz überbrühen. Täglich drei bis vier Tassen.

Um die Östrogenproduktion zu hemmen, kann man auf Pflanzen zurückgreifen, die gestagenähnliche Substanzen enthalten: *Silbermantel, Frauenmantel* und *Mönchspfeffer.* Auch die *Blätter der Gartenhimbeere* sowie *Blätter und Zweige der schwarzen Johannisbeere* haben eine hormonregulierende Wirkung.

Zur Vorbeugung gegen Schmerzen und Krämpfen *während* der Menstruation: Zu diesen Schmerzen kommt es meist, wenn die Gebärmutter nicht ideal liegt. Entweder ist sie zu stark nach hinten, das heißt zum Kreuzbein, geneigt, oder eine etwas ungünstige Lage in der Vertikalen verursacht Beschwerden. Manchmal wird auch eine schmerzhafte Monatsblutung durch eine bakterielle Entzündung im kleinen Becken hervorgerufen. Weitere Ursachen können eine Eileiterentzündung oder auch eine Bauchfellentzündung sein.

Etwa zehn bis fünfundzwanzig Prozent aller Frauen klagen über schmerzhafte Monatsblutungen. Durch eine Umstellung der Ernährung können Menstruationsbeschwerden günstig beeinflußt werden. Die tägliche *Kalziumaufnahme* sollte zwischen einem und zweieinhalb Gramm liegen. Dabei ist zu berücksichtigen, daß Kalzium nur dann vom Körper aufgenommen werden kann, wenn genügend Provitamine vorhanden sind und der Körper genügend Sonne bekommt. *Magnesiumsalze* sind ebenfalls wichtig, da sie auf die Schmerzzustände günstig einwirken. Dieses Spurenelement hat auch eine entschlackende und abführende Wirkung, besonders in der Form von *Glaubersalz.* Der tägliche Magnesiumbedarf liegt zwischen 180 und 260 Milligramm. Magnesiummangel entsteht bei einseitiger Ernährung, bei Alkoholikern und bei starken Rauchern. Wenn Frauen zuviel rauchen und zu scharfen Getränken greifen, können sich die Menstruationsbeschwerden bis zur Unerträglichkeit steigern.

Dagegen nun noch eine *Kräuterteemischung:*

50 g Schafgarbe
40 g Engelwurz
30 g Schlangenkrautwurzel
10 g schwarze Johannisbeerblätter
20 g Frauenmantel

Der Tee sollte vorbeugend vom fünfundzwanzigsten bis zum zehnten Zyklustag eingenommen werden.

Auch die nachstehende *Tinktur* verhindert starke Menstruationsbeschwerden:

50 g Ginseng
50 g Ingwer

Davon sollten Sie zweimal täglich fünfzehn Tropfen einnehmen.

Bei der Ernährung ist darauf zu achten, daß in der Woche vor der Menstruation bestimmte Nahrungsmittel vermieden werden wie Eier, Milchprodukte, Fleisch und Fisch. Besonders günstig wirkt sich ein *Obsttag* kurz vor der beginnenden Menstruation aus. Zur Vorbeugung eignet sich auch ein *feuchter, warmer Bauchwickel,* der mit einem *Kamillentee* getränkt worden ist.

Verfrühte Menstruation:

Die Ursache liegt meistens in einem Gestagenmangel. Weitere Gründe sind ein vorzeitiger Eisprung oder eine Unterfunktion des Eierstocks. Wird nämlich kein Ei reif, setzt die Menstruation einige Tage früher ein.

Dieser *Tee* kann zur Prophylaxe angewendet werden:

> *40 g Salbei*
> *30 g Frauenmantel*
> *50 g Heckenrose*

Von diesem Tee drei bis vier Tassen täglich trinken.

Verspätete Menstruation:

Hier beträgt der Zyklus mehr als vierunddreißig Tage. Mögliche Ursachen sind eine vermehrte Produktion von Gelbkörperhormonen. Dies kommt bei verschiedenen Eierstockerkrankungen vor und bei einer spät einsetzenden Eireife. Aber auch bei einem Zyklus, der ohne Eireifung vor sich geht, verspätet sich die Menstruation manchmal um einige Tage.

Auch hierfür ein *Teerezept:*

> *40 g Himbeerblätter*
> *30 g Kreuzkraut*
> *10 g Salbei*
> *20 g Frauenmantel*

Vier bis fünf Tassen über den ganzen Tag verteilt trinken, und zwar am besten in der Zeit vom zehnten bis zum achtundzwanzigsten Zyklustag.

Neueste Forschungsergebnisse sprechen dafür, daß eine ungünstige Ernährung zu unregelmäßigen Menstruationen führen kann. Deshalb ist bei jeder Art von Menstruationsstörung auf eine vollwertige Kost zu achten. Weißes Mehl kommt dafür ebenso in Frage wie raffinierter Zucker.

Migräne

Die Migräne ist eine besondere und besonders schwere Art von Kopfschmerzen. Ungefähr fünfzehn bis zwanzig Prozent der Bevölkerung leiden gelegentlich darunter, besonders veranlagte Menschen haben öfter Migräneanfälle, wobei mehr Frauen als Männer betroffen sind. Bei der klassischen Migräne kommt es zu starkem halbseitigem Kopfschmerz, Lichtempfindlichkeit, Lärmempfindlichkeit und heftigem Brechreiz, der bis zum Erbrechen führt. Die Migräne kann durch Wetterwechsel ausgelöst werden, aber auch durch unverträgliche Nahrungsmittel, Süßigkeiten, Schokolade oder Eis. Hervorgerufen wird dieser Kopfschmerz durch Gefäßverspannungen, die den Abfluß des Blutes aus der oberen Körperhälfte vermindern. Von wesentlicher Bedeutung sind hier aber auch seelische Konflikte.

Ungefähr siebzig Prozent aller Migränekranken haben seelische Probleme, die als Auslöser der schweren Kopfschmerzen in Betracht kommen.

Mit dieser *Fragenliste* können Sie testen, ob auch Sie zur Migräne neigen:

1. Haben die Eltern oder andere nahe Verwandte Migräne?
2. Sind Sie sehr ehrgeizig?
3. Leiden Sie an Depressionen und Angstzuständen, insbesondere auch an Versagensangst?
4. Können Sie sich an Wochenenden oder Feiertagen nicht ausreichend und befriedigend beschäftigen?
5. Sind Sie überempfindlich und bei jeder Gelegenheit gekränkt?
6. Haben Sie Angst vor Menschenmengen, vor Prüfungen, vor Dunkelheit oder Einsamkeit?
7. Verlieren Sie gleich die Geduld, sind sie jähzornig?
8. Glauben Sie, daß Sie im Leben immer zu kurz kommen?
9. Ist Ihr Magen-Darm-System besonders empfindlich?
10. Haben Sie bei Überforderung das Gefühl, zu ersticken oder erdrückt zu werden?

Auswertung:

Kein- oder einmal Ja: Sie leiden wahrscheinlich selten unter schweren Kopfschmerzen.

Ein- bis fünfmal Ja: Sie neigen bisweilen zu Kopfschmerzen und Migräne, aber die Anfälle sind nicht besonders schwer.

Fünf- bis zehnmal Ja: Ihre Neigung zu Migräne ist besonders ausgeprägt. Es ist höchste Zeit, daß Sie etwas zur Vorbeugung unternehmen.

Bei allen Kopfschmerzformen, ganz egal wie stark die Schmerzen sind, ist eine genaue neurologische Untersuchung erforderlich. Denn harmlos aussehende Migräne kann unter Umständen sogar der Beginn eines heimlich wachsenden Hirntumors sein. Erst wenn sicher ist, daß die Kopfschmerzen nicht mit einem Tumor oder einer Gehirnblutung zusammenhängen, können folgende Vorbeugungsmaßnahmen ergriffen werden:

Als erstes ist auf eine gesunde Lebensweise mit salz- und fettarmer, aber vitaminreicher Kost zu achten. Wenn Sie zur Migräne neigen, sollten sie jeden Tag etwas *Gymnastik* treiben: zum Beispiel zwanzigmal mit dem Rumpf kreisen, wobei die Arme hinter dem Kopf verschränkt sind. Diese kleine Übung fördert die Kopfdurchblutung und verhindert Stauungen im Kopfbereich. Diese Gymnastik ist besonders nützlich, wenn Sie einen sitzenden Beruf mit wenig Bewegung ausüben.

Als hilfreich erwiesen hat sich abwechselnd *kaltes, warmes* und *heißes Duschen* der Nackenregion. Dabei wird das Gefäßsystem abgehärtet, und die Neigung zur Migräne läßt nach. Die zur Vorbeugung gegen Migräne oft verordneten Mutterkornalkaloide sollten überhaupt nicht oder nur höchst sparsam verwendet werden. Denn diese Mittel können nach etwa zehn Jahren gefährliche Nebenwirkungen zeigen, zum Beispiel eine chronische Ergotaminvergiftung. Dabei werden die Finger blau, und die Nägel fallen ab.

Tee zur Vorbeugung:

    40 g Baldrianwurzel
    30 g Fenchel
    20 g Hopfendolden
    20 g Melisse
    30 g Spitzwegerich

Bei der Neigung zu schwerer Migräne hat sich ein *Saftfasttag* in der Woche als günstig erwiesen. An diesem Tag werden nur ein bis zwei Liter *Rote-Bete-Saft* getrunken und drei bis vier *gekochte Kartoffeln* gegessen.

Bei den ersten Anzeichen von Kopfschmerzen ist es ratsam, den Nacken mit folgender *Ölmischung* einzureiben:

    20 g Eukalyptusöl
    10 g Pfefferminzöl
    10 g Oleum hyoscyami
    10 g Kampferöl

Diese Tinktur übt einen Reiz auf die Haut und die darunterliegenden Nervenbahnen aus, wodurch die Kopfschmerzen verhindert werden.

Zweimal wöchentlich ist ein *warmes Bad* zu empfehlen mit einer Mischung aus *Lavendel-* und *Rosmarinöl* als Badezusatz. Anschließend sollten Sie *kalt duschen* und den Rücken mindestens zehn Minuten lang *massieren*.

Alkohol und Nikotin sollten bei jeder Art von Kopfschmerzneigung vermieden werden. Von Sportarten, bei denen es leicht zu Kopferschütterungen kommen kann, ist ebenfalls abzuraten. Hingegen ist eine Bewegungstherapie zu empfehlen, bei der die Leistungsfähigkeit langsam gesteigert wird.

Vor dem Schlafengehen sollten Sie ein *Fußbad* nehmen: Tauchen Sie die Füße in eine Schüssel mit kaltem Wasser, und reiben Sie sie aneinander, bis das Kältegefühl vergeht und eine angenehme Wärme in die Beine steigt. Auch hier nutzt das *autogene Training* vor dem Einschlafen. Stellen Sie sich einfach vor, Ihr Kopf sei angenehm warm und gut durchblutet. Am folgenden Tag sind dann sicher keine Kopfschmerzen zu erwarten.

Mumps (Ziegenpeter)

Von dieser Infektionskrankheit werden vor allem Kinder heimgesucht. Stecken sich – verspätet – Erwachsene an, verläuft die Erkrankung oft mit Komplikationen. Mumps ist eine schmerzhafte und sehr ansteckende Viruskrankheit mit Entzündung einer oder beider Ohrspeicheldrüsen. Bettruhe bis zum Abschwellen der Drüsen sowie die Hinzuziehung eines Arztes sind erforderlich!

Als homöopatisches Heilmittel wirken innerlich *Mercurius solubilis* D 10 (alle 2–3 Stunden 2–3 Tropfen) sowie *Aconitum* D 4, *Belladonna* D 4 im Wechsel jede ½ Stunde. Hilfreich sind auch: *je zweimal täglich abwechselnd Mercurius solubilis* D 12 und *Trifolium pratense* D 6. Innerliche Zusatzbehandlung mit *Esberitox* (3–4mal täglich 50 Tropfen, Kinder die Hälfte) oder *Echinacin*.

Bei einer Mumpserkrankung sollte das Fieber auf keinen Fall mit Tabletten oder Zäpfchen bekämpft werden, da sonst Komplikationen eintreten können, wie zum Beispiel Hirnhautentzündung, Eierstock- oder Hodenentzündung. Sehr gut helfen Umschläge mit *Enelbinpaste* oder *Heilerde*, ebenso *Kamillen-* oder *Leinsamensäckchen, Bockshornklee-* oder *Heublumenauflagen, Arnika-* und *Calendula-(Ringelblumen-)umschläge* sowie *Schwitzpackungen* und ableitende *Wadenpackungen*.

Wenn die Ohrspeicheldrüse sehr stark geschwollen und hochrot ist, so sind *kühle Umschläge* mit Quark, Leinsamen oder 40prozentigem Alkohol zu empfehlen. Schmerzstillend und heilend wirkt auch ein altes bewährtes Mittel: ein Läppchen mit heißem Johannisöl tränken oder noch besser einen Lehmbrei mit Johannisöl anreiben, auflegen und noch eine ganz heiße Bettflasche darüberlegen. Zum Ausheilen empfiehlt sich noch *Silicea* D 12.

Ein gutes *Hausmittel*: Eine Zwiebel rösten und heiß auf das Ohr auflegen, um die Schmerzen zu lindern und den Ausfluß aus dem Ohr zu bekämpfen. Oder eine Knoblauchzehe schälen und so zurechtschneiden, daß sie in den äußeren Gehörgang paßt. Den Knoblauch mit Gaze umhüllen und in den Gehörgang stecken. Besonders diese Mittel wirken bereits bei den ersten Anzeichen der Krankheit.

Mundschleimhautentzündung

Eine Entzündung der Mundschleimhaut ist recht schmerzhaft. Dabei tritt Speichelfluß auf, die Zunge zeigt einen weißlichen Belag, die Lymphdrüsen sind geschwollen.

Es kommt zu Fieberschüben und einem allgemeinen Krankheitsgefühl.

Die Ursachen liegen oft in einer Reizung durch falsche Ernährung. Schuld sind mitunter Vergiftungen mit Schwermetallen oder bakterielle beziehungsweise Virusinfektionen.

Zur Vorbeugung sollte die Ernährung vor allem vitaminreich sein. Vermeiden Sie stark gewürzte Speisen!

Täglich sollte folgender *Tee* getrunken werden:

40 g Kamille
20 g Salbei
50 g Zinnkraut

Neben diesem Tee (Dosierung: bis zu acht Tassen am Tag) haben sich auch *Vitamin-Kautabletten* bewährt, die sich langsam im Mund auflösen sollen.

Zur täglichen *Mundspülung:*

50 g Salbei
30 g Thymian
35 g Tormentillwurzel

Die Mischung kurz aufkochen und von dem Tee einen Schluck möglichst lange im Mund behalten.

Zur Desinfektion kann auch eine dreiprozentige Lösung von *Wasserstoffsuperoxyd* genommen werden. Es reicht ein Teelöffel auf ein Glas Wasser. Die Neigung zur Erkrankung der Mundschleimhaut ist auch immer ein Symptom für eine geschwächte körperliche Abwehrkraft. Sie sollte durch Bewegungstherapie und eine zielbewußt angestrebte positive Lebenseinstellung gestärkt werden.

Myome

Gebärmuttermyome sind gutartige Tumoren, die relativ häufig auftreten. Im allgemeinen sind Myome von keinen Schmerzen begleitet, es sei denn, sie üben infolge ihrer Größe einen Druck auf die Bauchorgane aus. Solange die Myome klein sind, werden sie kaum bemerkt. Die ersten Anzeichen einer Myombildung sind starke unregelmäßige Blutungen.

Um Myomen vorzubeugen, ist auf eine gesunde Vollwerternährung zu achten. Auch durch *warme Sitzbäder* kann die Region der Gebärmutter besser durchblutet werden. So wird verhindert, daß sich Schlacken in dieser Gegend ansammeln. Es sollte aber auch die gesamte Lebenssituation überprüft und, wenn nötig, geändert werden. Übermäßige Nervosität ist zu dämpfen, beispielsweise durch *autogenes Training* abzubauen. Die lokale Durchblutung muß verbessert werden.

Durch bestimmte Kräutertees wird die Ausscheidungsfunktion von Leber und Niere gefördert.

Dieser *Tee* ist besonders geeignet:

>   *50 g Bergschafgarbe*
>   *30 g Stiefmütterchen*
>   *20 g Frauenmantel*
>   *40 g Silbermantel*
>   *30 g Thymian*

Trinken Sie ihn zweimal täglich.

Ist die Neigung zu Myombildung *erblich* bedingt, empfiehlt sich folgende *Tinktur:*

>   *15 g Beinwelltinktur*
>   *15 g Eisenkrauttinktur*
>   *15 g Berberitzentinktur*
>   *5 g Besenginster*

Nehmen Sie davon dreimal täglich fünfundzwanzig Tropfen.

Nasenbluten

Nasenbluten tritt dann auf, wenn der Druck auf die feinen Gefäße in der Nase zu hoch wird. Das ist bei Gefäßschädigungen und bei hohem Blutdruck der Fall. Nasenbluten wird also verhindert, wenn Sie von vornherein die Risikofaktoren ausschalten, die das Gefäßsystem betreffen. Also achten Sie auf Blutdruck und auf eine eventuell vorhandene Zuckerkrankheit.

Als vorbeugende Präparate haben sich besonders bewährt die *Vitamine A* und *E* sowie *Vitamin C* und *Vitamin P*. Als sehr wirkungsvoll hat sich ein Extrakt von *Weinrebenblättern* erwiesen. Davon täglich dreimal fünfzehn Tropfen.

Vorbeugendes *Teerezept:*

> *50 g Bergschafgarbe*
> *40 g Römische Kamillenblüten*
> *50 g Roßkastanien*
> *30 g Ackerschachtelhalm*

Den Tee überbrühen und nach zwanzig Minuten schluckweise über den ganzen Tag verteilt zirka einen halben Liter trinken. Der Tee reguliert das Gefäßsystem und senkt zu hohen Blutdruck. Giftstoffe werden leichter ausgeschieden, so daß Nasenbluten nicht mehr aufzutreten braucht.

Denken Sie auch an die prophylaktische Wirkung des *autogenen Trainings*. Versetzen Sie sich durch die Kraft Ihrer Gedanken in einen Zustand vollkommener Ruhe, und wiederholen Sie den formelhaften Satz: »Ich bin immer und überall ganz ruhig und die Ruhe bleibt immer und überall.« So kann der Überdruck weichen und die Gefahr des Nasenblutens vermindert werden.

Hier noch ein kleiner Trick, wenn es tatsächlich zu Nasenbluten kommen sollte. Sie können die Blutung sofort zum Stillstand bringen, wenn Sie das obere Glied des kleinen Fingers für etwa eine Minute mit einem Gummiband gut abbinden: und zwar immer den entgegengesetzten Finger – also rechter kleiner Finger für das linke Nasenloch und umgekehrt.

Nasennebenhöhlenentzündung

Charakteristisch für diese Erkrankung sind Schnupfen, auch Hustenreiz, Kopfdruck, Kopfschmerzen und das Gefühl der Benommenheit. In schweren Fällen wird eitriger Schleim abgesondert, der manchmal aus der Nase rinnt. Das Allgemeinbefinden ist stark beeinträchtigt, und in der akuten Phase kann es zu Fieberschüben bis zu neununddreißig Grad kommen. Charakteristisch ist der »nasale« Ton beim Sprechen.

Die Krankheit entsteht durch eine bakterielle oder eine Virusinfektion des Nasen-Rachen-Raumes. Von dort wandern die Infektionskeime – oft auch durch unzweckmäßiges Schneuzen – in die Nebenhöhlen der Nase, wobei in seltenen Fällen sämtliche Nebenhöhlen betroffen sind. Dabei entsteht ein klopfender oder druckartiger Schmerz in der Stirn und dem Raum zwischen Augen und Nase. Wenn eitriger Schleim aus der Nase rinnt, sollten Sie nur Papiertaschentücher verwenden, um eine bakterielle Neuinfektion zu verhindern.

Um den Körper gegen eine erneute Entzündung zu stärken, nehmen Sie am besten eine Woche lang *Sanddornsaft mit Honig* ein. Die Kost sollte arm an Kochsalz und Fleisch sein, dafür aber viel Obst und Gemüse enthalten: Der Körper muß mit genügend Vitamin C versorgt werden. Empfehlenswert ist es, den *Saft* einer *Zitrone* mit Wasser verdünnt zu trinken (einen halben Liter pro Tag). Bei der Neigung zu Nebenhöhlenentzündungen haben sich auch tägliche *Heublumenbäder* (dreißig Minuten) bewährt.

Sind schon erste Beschwerdeanzeichen vorhanden, hilft es, die Nase alle zwei Stunden mit folgendem *Tee* zu spülen:

20 g Kamille
30 g Zinnkraut
30 g Salbei
20 g Pfefferminze

Die Mischung leicht aufbrühen und zehn Minuten stehen lassen. Hat der Tee eine körperwarme Temperatur erreicht, kann die Nase mehrmals vorsichtig durch Aufziehen gespült werden.

Auch sind für die Nacht *heiße Auflagen* mit *Salbeitee* und *Bockshornklee* zu empfehlen.

Besonders wichtig ist es, den Körper abzuhärten. Jeden Tag sollte man mindestens eine halbe Stunde spazierengehen oder radfahren. Unbedingt ist darauf zu achten, daß der Körper vor Zugluft geschützt wird.

Nervenentzündung

Eine Nervenentzündung ruft meistens heftige Schmerzen im Umfeld des betroffenen Nervenastes hervor. Eine Entzündung des *Fazialisnervs* (eines Hirnnervs) beispielsweise äußert sich in einer ganzen Reihe von Symptomen im Bereich des Gesichtes. So ist die Nasen-Lippen-Falte verstrichen und glatt, die der Entzündung ausgesetzte Gesichtsseite berührungsunempfindlich, und die Geschmacksempfindung ist beeinträchtigt. Auch kann das Auge der betroffenen Seite nur unvollständig geschlossen werden.

Ursachen dieser Entzündung sind Infektionen oder Schäden durch weitergeleitete Bakterienherde. Auch Untertemperatur kann eine Nervenentzündung auslösen.

Vorbeugend gegen Nervenentzündungen hat sich eine *laktovegetarische Kost* bewährt, die über drei Wochen einzuhalten ist. Gleichzeitig ist auf eine ausreichende Zufuhr von *Vitamin C* zu achten. Deshalb sollte täglich der *Saft* einer frisch gepreßten *Zitrone* mit Honig gesüßt und Wasser verdünnt getrunken werden. Zu empfehlen ist es auch, täglich den ebenfalls mit Honig gesüßten Saft einer gepreßten *Zwiebel* zu trinken.

Günstig wirken auch *Säfte: Brennessel, Brunnenkresse, Johannisbeere, Karotten, Schwarzrettich, Sellerie, Sauerkraut* und *Petersilie*.

Folgender *Tee* hat eine vorbeugende Wirkung:

20 g Johanniskraut
30 g Melisse
30 g Rosmarin
40 g Schafgarbe

Den Tee kurz überbrühen, fünfzehn Minuten stehenlassen und dann über den Tag verteilt trinken.

Sollten Nervenentzündungen immer wieder an einer bestimmten Stelle auftreten, so sollte diese zweimal täglich mit *Melissengeist,* gemischt mit *Pfefferminzöl,* eingerieben werden. Außerdem ist darauf zu achten, daß etwaige Eiterherde beseitigt werden. Vermeiden Sie im übrigen Zugluft, duschen Sie täglich abwechselnd kalt und warm zur körperlichen Abhärtung, und bewegen Sie sich viel in frischer Luft!

Nesselausschlag

Bei dieser Krankheit bilden sich juckende, erbsen- bis tellergroße Quaddeln auf der Haut und den Schleimhäuten. Die Quaddeln sind meistens strich- oder ringförmig angeordnet. Sie treten oft schubweise auf und befallen bevorzugt das Gesicht, den Hals und die Geschlechtsteile. Gleichzeitig kommt es zu Kopfdruck, Mattigkeit, Müdigkeit, zu einem Gefühl der Niedergeschlagenheit und in besonderen Fällen auch zu Fieber. Die Quaddeln vergehen meist so schnell, wie sie gekommen sind.

Die Ursachen liegen in einer allergischen Überempfindlichkeit gegenüber bestimmten Lebensmitteln, Medikamenten, Chemikalien, Schwermetallen und anderen Stoffen. Bei sehr empfindlichen Menschen kann der Ausschlag auch durch Kälte oder extreme Wärme ausgelöst werden.

Um eine erneute Erkrankung zu vermeiden, muß zuallererst das Allergen, das heißt der Stoff, auf den der Körper überreagiert, identifiziert werden. Nur so kann man sich wirksam vor einem wiederholten Ausschlag schützen – denn selbstverständlich muß man jede Berührung mit diesem Stoff in Zukunft meiden. Am häufigsten werden allergische Hautreaktionen und insbesondere die Nesselsucht durch folgende Lebensmittel hervorgerufen: Eier, Milch und Milchprodukte, in selteneren Fällen Fleisch beziehungsweise bestimmte Fleischsorten, Krabben, Erdbeeren, Pfirsiche,

Nüsse und anderes. Manchmal verursachen aber auch allgemein übliche Konservierungsmittel einen Ausschlag. Zur Vorbeugung eignen sich Pflanzensäfte wie täglich ein halber Liter *Karottensaft* und ein Viertelliter *Sauerkrautsaft.*

Folgender *Tee* ist zu empfehlen:

30 g Baldrianwurzel
40 g Kalmuswurzel
30 g Weißdornkraut
20 g Schafgarbe

Kurz aufkochen lassen und dann über den Tag verteilt drei bis vier Tassen trinken. Ein *warmes Bad* mit einem Badezusatz aus *Kamillen-* und *Salbeitee,* zu gleichen Teilen gemischt, kann im übrigen ebenso zur Prophylaxe verwendet werden wie *Umschläge* mit *Heilerde.*

Versuchen Sie es auch einmal mit *Luft-* und *Sonnenbädern* oder mit einem *Klimawechsel,* der schon in manchen Fällen eine hervorragende Wirkung bei der Behandlung und Prophylaxe von Allergien gezeigt hat.

Nierenerkrankungen

Meistens wird eine Nierenerkrankung erst dann bemerkt, wenn schon der größte Teil des Organs in Mitleidenschaft gezogen ist. Deshalb sollten bereits die kleinsten Anzeichen beachtet werden: Brennen in der Harnröhre, häufiges Wasserlassen, Verfärbung des Urins, Schmerzen in der Nierengegend, Kopfschmerzen, Wasseransammlungen (Ödeme) und mitunter auch Sehstörungen.

Zur Vorbeugung gegen eine *Nierenentzündung* müssen alle Eiterherde im Körper entfernt werden. Vor allem sind die Zähne zu untersuchen.

Folgender *Kräutertee* hat sich vorbeugend als sehr wirksam erwiesen:

40 g Bärentraubenblätter
30 g Ackerschachtelhalm
30 g Hauhechelwurzel
20 g Birkenblätter

Von diesem Tee sollten täglich drei bis vier Tassen getrunken werden.

Nach drei Wochen ist die Teezusammenstellung wie folgt zu ändern:

40 g Goldraute
40 g Hagebutten
30 g Wegwartewurzel
30 g Eibischblätter

Von diesem Tee, der heiß überbrüht wird, sind täglich mindestens fünf Tassen zu trinken.

Zur Vorsorge ist auch nachstehende *Tinktur* gut geeignet:

20 g Johanniskraut
30 g Wegwartewurzel
20 g Queckenwurzeln

Diese Mischung wird in einen halben Liter Schnaps gegeben und zwanzig Tage stehengelassen. Dann vor den Mahlzeiten einen Teelöffel voll davon einnehmen.

Die Ernährung sollte salzarm und vitaminreich sein und genügend Eiweiß enthalten.

Um *Nierensteine* zu verhindern, wird eine Vitamin-B_6- und magnesiumreiche Nahrung empfohlen. Vitamin B_6 ist in *Vollkorn, Hefe, Soja, Obst* und *Gemüse,* Magnesium in *Gerstengrütze, Haferflocken, Hirse, Reis, Soja, Bohnen, Dill, Hagebutten* und *Nüssen* enthalten. Die Neubildung von Nierensteinen kann ebenso weitgehend verhindert werden durch eine Mischung von *Krappwurzel* mit *Ackerschachtelhalm, Arnika, Goldraute, Maiglöckchen* und *Sonnenhut.* Diese Kombination ist als *Uralyt* im Handel.

Ohnmachtsanfälle

Ohnmachtsanfälle sind durch eine besondere Art des Kreislaufversagens gekennzeichnet. Es kommt zu einer kurzfristigen Bewußtseinstrübung, zu einem Schwäche- und Schwindelgefühl (es wird einem »schwarz vor den Augen«), zu Schweißausbrüchen und Kältegefühl sowie zu einer Veränderung der Atmung. Seufzen und Gähnen sind oft die ersten Anzeichen des beginnenden Kreislaufversagens, bei dem der Blutdruck und die Herzschlagfrequenz rasch absinken.

Die Muskulatur verliert ihre Spannung, und der Betreffende sinkt in sich zusammen.

Eine solche Ohnmacht kann durch Schmerzreize oder durch einen seelischen Schock hervorgerufen werden. Häufig wird sie ausgelöst durch überfüllte Räume, bestimmte Formen des Abscheus oder Ekels, den Anblick des eigenen Blutes, von Verletzungen oder auch von tierischem Blut. Besonders in Räumen, in denen Weihrauch verbrannt wird, kommt es oft zu derartigen Anfällen.

Von Ohnmachtsanfällen sind besonders labile Jugendliche und Frauen betroffen. Nur in seltenen Fällen haben die Anfälle in einem Blutdruckmißverhältnis ihre Ursache, obwohl Menschen mit zu niedrigem Blutdruck mehr dazu neigen. Der psychosomatische Hintergrund wird schon dadurch gekennzeichnet, daß es diese Erkrankung bei Tieren nicht gibt.

Bewegung in frischer Luft hält die Kreislauffunktionen intakt und beugt Ohnmachtsanfällen vor. Ratsam ist es, täglich einen Viertelliter *Sanddornsaft,* mit Honig gesüßt, zu trinken.

Folgender *Kräutertee* kann ebenfalls hilfreich sein:

> *40 g Hagebutten ohne Kerne*
> *40 g Orangenblätter*
> *30 g Melisse*
> *20 g Kamille*

Davon sollte täglich eine Tasse getrunken werden.

Auch hat es sich bewährt, die Stirn mit dieser *Ölmischung* einzureiben:

> 5 g *Pfefferminzöl*
> 5 g *Eukalyptusöl*
> 1 g *Kampferöl*

Es genügt, daß Sie ein bis zwei Tropfen auf der Stirn verreiben, wenn Sie das beengende Gefühl verspüren, das eine Ohnmacht anzukündigen pflegt.

Ohrenentzündung

Durch eitererregende Bakterien kommt es zu einer Entzündung im Nasen-Rachen-Raum. Diese Entzündung kann weiterwandern und schließlich in den Bereich der Ohren eindringen. Hier werden empfindliche Gewebe und Schleimhäute im Mittelohr angegriffen. Nur ein Facharzt kann über die Notwendigkeit einer antibiotischen Therapie entscheiden. Als Folge einer verschleppten Ohrenentzündung, die nicht fachkundig behandelt wird, kann nämlich leicht eine Gehirnhautentzündung entstehen.

Ohrentropfen zur Vorbeugung:

Zwanzig Gramm *Kamillentinktur* mit *Olivenöl* auf die doppelte Menge auffüllen und jeden Tag einen Tropfen einträufeln.

Umschläge zur Vorbeugung:

> 20 g *Malvenblätter*
> 40 g *Königskerzenblätter*
> 20 g *Kamillenblüten*

In einem Viertelliter Wasser kurz ankochen, dann Umschläge anfeuchten und über Nacht auflegen.

Auch einige Ernährungsgrundsätze sind zur Verhinderung von Ohrenentzündungen zu beachten: Es sollte auf Zucker, Weißmehl, Semmeln, Weißbrot, Reis und Schweinefleisch verzichtet werden.

Zur Steigerung der Abwehrkraft sind folgende *Tropfen* günstig:

30 g Echinaceatinktur
50 g Passionsblumenextrakt
10 g Extractum Colae fluidi

Diese Tinktur beruhigt das Nervensystem und steigert zugleich die körpereigene Abwehrkraft.

Außerdem empfehlenswert sind Obst und Gemüse aus biologischem Anbau. Täglich sollte mindestens ein Pfund *Frischobst* gegessen werden. Auch *Joghurt* ist sehr wichtig. Denn die darin enthaltenen Milchsäurebakterien verdrängen andere krankheitsauslösende Bakterien.

Neigen Sie zu Ohrenentzündungen, so sollten Sie abends nur eine leichte Mahlzeit einnehmen.

Um eine Vereiterung des Gehörgangs zu verhindern, ist das Ohr mindestens einmal wöchentlich mit folgendem *Tee* zu spülen:

50 g Kamille
40 g Salbei

Kochen Sie den Tee ganz kurz auf, und tupfen Sie damit den äußeren Gehörgang leicht ab. Wegen Verletzungsgefahr des Trommelfells darf nicht weiter als einen Zentimeter mit einem Wattestäbchen in das Ohr eingedrungen werden.

Die *Mittelohrentzündung* tritt vor allem bei Kindern sehr häufig auf. Es ist unbedingt wichtig, einen Arzt zu konsultieren. Einer Wiederholung der Krankheit kann durch eine homöopatische Behandlung vorgebeugt werden. Auch während der akuten Entzündung können folgende Mittel gegeben werden (bei Bedarf bis stündlich):

Ferrum phosphoricum D 12 bei mäßigem Fieber,
Belladonna D 10 bei abendlichem hohem Fieber,
Arsenicum album D 12 bei schlimmen Beschwerden, besonders in der Nacht,
Capsicum D 10, besonders bei Schmerzen hinter dem Ohr.

Bewährt hat sich auch das Auflegen einer *Zwiebelscheibe* auf den Knochen hinter dem Ohr sowie einer *Zwiebelscheibe* auf die Fußsohle der betreffenden Seite, bei den ersten Krankheitsanzeichen praktisch sehr geeignet. Statt einer Zwiebelscheibe kann auch *Meerrettich* oder *Senfmehl* verwendet werden, ebenso *Bockshornklee-, Kamille-, Lein-* oder *Heublumensäcke.*

Sehr gut hilft auch ein ansteigendes Fußbad sowie das Einträufeln von körperwarmen *Aconitinum-compositum-Tropfen.* Zusätzliche Maßnahmen wären ein Einlauf mit Kamillentee, eine Schwitzkur (auch *Kamillendampfbad*), dazu sollten Sie viel heißen Tee trinken. Unterstützt kann die Behandlung durch *Echinacin* oder *Esberitox* werden (3–4mal täglich, Kinder die Hälfte). Ebenfalls zu empfehlen sind Solluxbestrahlungen.

Als Hausmittel zu empfehlen: Äußerlich aufgetragene, zerdrückte Fenchelpflanzen lindern Ohrenschmerzen.

Parkinsonsche Krankheit

Ein besonderes Kennzeichen der Parkinsonschen Krankheit ist der beeinträchtigte Bewegungsablauf der betroffenen, meist älteren Menschen. Die Bewegungen sind spärlich, eingeschränkt und wirken wie eingefroren. Beim Gehen pendeln die Arme nicht mit. Der Patient hat die Tendenz, nach vorne zu fallen.

Der ganze Körper steht unter einem Spannungszustand. Die Hände können im Handgelenk nur zögernd gebeugt werden. In den meisten Fällen erfolgt auch ein Zittern, das grob- oder feinschlägig sein kann. Es kommt oft zu Bewegungsstereotypien, wobei der Eindruck eines ständigen Händeschüttelns, Geldzählens oder Zappelns der Finger erweckt wird.

Die Verkleinerung der Handschrift tritt als eines der frühesten Symptome auf. Mit der Zeit wird die Sprache tonlos und zunehmend unverständlicher, da es für den Kranken immer schwieriger wird, die Lippen zu bewegen. Die Denkvorgänge und -abläufe werden zwar deutlich langsamer, doch bestehen keine formalen oder inhaltlichen Denkstörungen. Die Stimmung ist sehr depres-

siv. In schweren Fällen kommt es zu Zwangsweinen und Zwangs-
lachen.

In zehn Prozent aller Fälle liegt eine Erbkrankheit zugrunde. In
zweiter Linie kommt der Parkinson bei einer langsamen Gehirnde-
generation sowie bei der Alzheimerschen Erkrankung vor. Auch
Gehirnhautentzündungen können diese Krankheit hervorrufen.
Eine weitere Ursache ist eine Arteriosklerose der Gehirngefäße.
Auch Vergiftungen kommen in Betracht.

Vorbeugen können Sie der Krankheit, indem Sie unter allen
Umständen Alkohol und Giftstoffe meiden. Auch alle Risikofaktoren, die zu einer Arteriosklerose führen können, sollten unbedingt
ausgeschaltet werden. Dabei ist besonders auf die Blutfette zu achten, die unter keinen Umständen zu hoch liegen dürfen. Gefährliche Sportarten, bei denen immer wieder Gehirnerschütterungen
vorkommen, sollten nicht ausgeübt werden. Dazu zählen vor allem
Boxen und alle Kampfsportarten wie Karate und dergleichen.
Stärkere Beruhigungsmittel sollten nicht über einen längeren Zeitraum eingenommen werden. Bei Blutdruckmitteln ist es wichtig zu
beachten, daß sie keine Rauwolfia enthalten dürfen.

Bei den geringsten Anzeichen eines Parkinsons empfiehlt es sich,
folgende *Tropfen* einzunehmen:

Extractum Hyascyami 0,3
Extractum Belladonnae 0,5
Passionsblumenextrakt 50

Auch folgender *Tee* zeigt eine gute Wirkung:

50 g Passionsblumenblüten
30 g Orangenblätter
40 g Melisse
30 g Kamille

Den Tee nur kurz überbrühen, zehn Minuten ziehen lassen und davon täglich vier bis fünf Tassen trinken.

Bewährt haben sich regelmäßige Bewegungsübungen. Dabei
sollte der Körper nicht überfordert werden. Es ist bekannt, daß bei

Extremsportlern relativ frühzeitig leichte Symptome einer Parkinsonschen Krankheit auftreten. *Extremer* Leistungssport in der Jugend kann also auch zu solchen Spätfolgen führen. Es versteht sich von selbst, daß eine schwere Erkrankung wie das Parkinson-Syndrom nur unter der Verantwortung eines Arztes behandelt werden darf.

Potenzschwäche

Bei Potenzproblemen handelt es sich in erster Linie um Auswirkungen seelischer Schwierigkeiten. Es sind also erst einmal mit Hilfe des *autogenen Trainings* jene komplexen Unstimmigkeiten zu lösen, die tief im Unterbewußtsein verankert sind. Nach Ruhe, Schwere- und Wärmeübungen sollten Sie denken: »Ich spüre angenehme Wärme im ganzen Bauchraum. Ich bin vollkommen ruhig, und alles gelingt wie von selbst.« Durch die letzte Formel wird der Zwang unterdrückt, unbedingt seine Männlichkeit beweisen zu müssen.

Unterstützend wirkt eine Kost, die auf Eiweiß und Vitamine abgestimmt ist. So sollten Frischsäfte getrunken werden: täglich ein Viertelliter *Sanddornsaft,* mit einem Eßlöffel Honig gesüßt, und ebenfalls täglich ein Viertelliter *Selleriesaft.* Zu den Mahlzeiten kann man *Selleriesalat* essen.

Übergewicht sollte abgebaut, auf Weißmehlprodukte sollte verzichtet werden. Alkohol schadet der Potenz – auch schon in kleinsten Mengen. Bereits das zweite Glas Bier kann durch die beruhigende Wirkung des Hopfens bei empfindlichen Männern die Potenz negativ beeinflussen. Außerdem wirken jegliche Beruhigungsmittel, viele Blutdruckmedikamente und fast alle Psychopharmaka nachteilig.

In leichteren Fällen von Potenzschwierigkeiten hilft diese *Tinktur:*

> *30 g Extractum Colae fluidi*
> *50 g Ginsengextrakt*
> *20 g Solutio ferri*

Teemischung zur Vorbeugung:

> 20 g *Leinkraut*
> 30 g *Isländisch Moos*
> 30 g *Knabenkrautwurzel*
> 30 g *Walnußblätter*
> 20 g *Muira-puama-Holz*

Den Tee fünf Minuten kochen lassen, dann vor dem Frühstück und dem Abendessen heiß und mit Honig gesüßt trinken.

Die ersten Anzeichen von Potenzproblemen sollten Sie veranlassen, etwas zur Stärkung Ihres Selbstbewußtseins zu tun. Denn jede Art von Depression, Niedergeschlagenheit oder Mutlosigkeit wirkt sich auch in dieser Hinsicht beeinträchtigend aus.

Prostataleiden

Männer im Alter von fünfzig Jahren und darüber sollten auf Symptome eines sich ankündigenden Prostataleidens achten.

Erste Anzeichen einer krankhaften Veränderung der männlichen Vorsteherdrüse sind ein Druckgefühl unter dem Schambein, häufiges Wasserlassen und manchmal Brennen beim Wasserlassen. Letzteres ist ein Anzeichen für eine *Prostataentzündung* im Anfangsstadium.

Es gibt eine Reihe von Mitteln zur Vorbeugung. Zunächst ist eine reizlose, gut verträgliche und vitaminreiche Kost zu empfehlen. Zur Vorbeugung gegen Entzündungen und sich daraus entwickelnde bösartige Erkrankungen ist es vorteilhaft, täglich einen halben Liter *Rote-Bete-Saft* zu trinken. Auch *Rettich-, Spargel-* und *Meerrettichsäfte* haben sich bestens bewährt. Davon genügt täglich ein Viertelliter.

Eine weitere Hilfe bieten täglich abwechselnd *lauwarme* und *heiße Sitzbäder.*

Gut ist auch folgende *Teemischung:*

30 g Königskerze
20 g Bergkamille
20 g Agave
30 g Salbei
30 g Waldmeister
20 g Brombeerblätter

Auch rohe *Zwiebeln* und roher *Knoblauch* haben eine schützende Wirkung, wenn man täglich davon ißt. Wer den Geruch und Geschmack von Zwiebeln und Knoblauch nicht mag, sollte täglich eine Handvoll *steirische Kürbiskerne* oder auch *Sonnenblumenkerne* essen.

Psychosomatische Erkrankungen

Unter dem Sammelbegriff »psychosomatische Erkrankungen« sind solche Leiden zu verstehen, die primär keine organische Ursache haben. Sie treten vor einem seelischen oder soziologischen Konflikthintergrund auf. Seelische Belastungen lösen bestimmte organische Erkrankungen aus oder fördern deren Entstehung. Gewöhnlich werden die körperlichen Beschwerden als *vegetative Störungen* bezeichnet, obwohl damit nicht das ganze Spektrum seelisch bedingter körperlicher Erkrankungen erfaßt wird. Übrigens: Von den Patienten, die eine medizinische Notfallambulanz aufsuchen, leiden sechzig bis siebzig Prozent an psychosomatischen Erkrankungen.

Die Symptome bestehen meistens in Kopfschmerzen, Schwindelgefühl, Herzklopfen, Herzschmerzen, Angst, innerer Unruhe, Müdigkeit, unklaren Oberbauchbeschwerden, fehlendem Appetit, schlechtem Schlaf, schlecht funktionierender Verdauung, Asthma, Allergien. Daraus können sich organische Defekte wie beispielsweise Magengeschwüre oder Herzinfarkte ergeben. Siebzig Prozent aller Männer, die unter Ehekonflikten leiden, erkranken psychosomatisch. Bei den Frauen sind es sogar neunzig Prozent.

Zur Vorbeugung eignen sich besonders *Entspannungsübungen* wie *Yoga* oder *autogenes Training*. Sie sind besonders gut geeignet, Streß in jeder Form zu beseitigen und das seelische Gleichgewicht wiederherzustellen.

Probieren Sie einmal folgende *Übung* aus:

Legen Sie sich auf den Rücken, und stellen Sie sich vor, Ihr Körper würde wie ein Gegenstand auf den Boden sinken. Alle Muskeln und Nervenfasern sollen sich jetzt entspannen, Stirn und Schläfen werden locker, die Augen lösen sich von jeder Anspannung, und die Wangen entkrampfen sich. Auch Lippen und Unterkiefer sind ganz locker. Stellen Sie sich Ihr Gehirn vor, denken Sie an die Zentrale, in der gedacht wird, und lassen Sie Ihren Körper ganz ruhig liegen. Beachten Sie momentan Ihren Körper überhaupt nicht. Und jetzt lockern Sie Ihre Schultern, die Oberarme, die Hände, die Muskeln der Brust, die Bauchmuskulatur, den ganzen Bauch und das Sonnengeflecht, die Oberschenkel und die Beine. Versuchen Sie, sich ganz loszulassen, ganz zu entspannen. Lassen Sie sich in einen schlafähnlichen Zustand hineingleiten. Gehen Sie in Gedanken immer tiefer. Suchen Sie sich einen Platz aus, wo alles in Ruhe und Frieden ist. Lassen Sie diese Ruhe dann überall in ihren Körper strömen. In Ihren Kopf, Kehlkopf, Brustkorb, Speiseröhre, Magen, Darm, Arm, Unterleib.

Bleiben Sie jetzt in diesem Zustand der vollkommenen Entspannung. Bleiben Sie ganz ruhig, und lenken Sie jetzt Ihre Aufmerksamkeit der Atmung zu. Beobachten Sie sich selbst, wie Sie langsam ein- und ausatmen. Lassen Sie die Atmung ganz ruhig geschehen. Spüren Sie, wie es im Inneren Ihres Körpers atmet, spüren Sie wie die Atmung auf- und abgeht, wie Meereswogen. Spüren Sie, wie Sie selbst auf- und abgleiten, lassen Sie sich ganz gehen. Spüren Sie, wie sich Ihre Gedanken mit dem Atem vereinigen und beide ganz ruhig werden. Die Atmung geht ruhig und Ihre Gedanken gehen in aller Ruhe. –

Diese Übung wirkt sehr gut gegen *Kopfschmerzen, Asthma,* zuviel *Streß, hohen Blutdruck* sowie gegen *Magen-* und *Darmbeschwerden*.

Sie sollte regelmäßig mindestens einmal am Tag zehn Minuten lang durchgeführt werden.

Eine tiefe Entspannung kann auch mit folgender Methode erreicht werden:

Legen Sie sich auf den Rücken, und entspannen Sie den ganzen Körper. Versuchen Sie, innerlich immer ruhiger zu werden. Stellen Sie sich vor, Sie seien am Meer. Und Sie spüren die herankommenden Wellen. Lassen Sie den Rhythmus der Wogen langsam auf sich einwirken. Wenn Sie Ihre Atmung bemerken, spüren Sie die Melodie des Meeres. Und lauschen Sie nach dem Geräusch der Wogen und Wellen. Das Bild des Meeres soll mit Ihrer Atmung eins werden.

Spüren Sie jetzt, wie die Atmung durch den ganzen Körper geht. Die Schultern werden erreicht, die Arme, die Unterarme. Wie die Atmung durch den ganzen Körper strömt, so gehen die Wellen des Meeres auf und ab. Stellen Sie sich vor, wie Sie von den Wogen auf- und abgetragen werden. Stellen Sie sich die salzhaltige Luft vor. Spüren Sie, wie Sie von einer Welle gehoben werden und dann wieder in die Tiefe sinken. Im Rhythmus der Atmung werden Sie emporgehoben und langsam wieder fallen gelassen. –

Diese Übung ist bevorzugt anzuwenden als Vorbeugung gegen *Asthma-* und *Atemwegserkrankungen.*

Zu einer tiefen Entspannung verhilft auch die nächste Übung; sie eignet sich besonders bei Ängsten und seelischen Spannungen, die zur Verkrampfung des gesamten Körpers geführt haben:

Legen Sie sich auf den Rücken, und stellen Sie sich vor, Sie gingen auf einer unendlich weiten Wiese umher. Die Wiese ist bis zum Horizont mit saftigen grünen Gräsern bedeckt. Sie spüren, wie die frische Luft in Sie eindringen kann und wie eine warme Brise vom Meer her kommt. Sie sehen die Farben der Gräser und auch die der Bäume.

Strecken Sie sich in Gedanken im Gras aus. Lassen Sie Ihren Körper sich vollkommen entspannen. Versuchen Sie, alle Gräser der Nachbarschaft zu erkennen. Sie sehen die einzelnen Blumen, die einzelnen Bäume ganz deutlich vor sich. Sie nehmen jede Farbe in sich auf, Sie spüren jeden einzelnen Farbton ganz deutlich.

Dann stellen Sie sich den Meeresstrand vor. Sie spüren den Sand und wie der Sand unter Ihrem Körper liegt. Sie lassen sich innerlich ganz los, und vor Ihren inneren Augen sehen Sie nun einen strahlend blauen Himmel.

Sie lassen die strahlend blaue Farbe auf sich einwirken. Sie genießen die vollkommene Ruhe. Sie sehen das Blau des Himmels, und Sie spüren dieses Blau ganz deutlich. Wie auch den Sand unter Ihrem Körper. Dabei sind Sie ganz ruhig. Dieses angenehme Gefühl der Ruhe umfaßt Ihren ganzen Körper. Jede Muskelfaser ist entspannt.

Nun fühlen Sie, wie Sie eins werden mit dem blauen Himmel, mit dem goldgelben Sand, mit dem rauschenden Meer. Dadurch lösen sich Ihre Probleme wie von selbst auf. Ihre Sorgen lösen sich auf. Sie spüren nur mehr das Rauschen des Meeres und sehen den blauen Himmel und den goldgelben Sand. Sie spüren unendliche Ruhe, und jetzt stellen Sie sich eine Frühlingswiese vor. Voll goldgelber Blumen. Es sind Sonnenblumen. Sehen Sie das intensive Goldgelb vor sich, als ob die Blumen mit flüssigem Gold gefüllt wären.

Entspannen Sie jetzt Ihren Körper, Ihre Muskulatur. Riechen Sie den Duft der Blumen. Lassen Sie das Gefühl der Ruhe ganz in sich eindringen.

Und jetzt stellen Sie sich vor, wie Ihr Körper ganz schwer ist, vollkommen ruhig, aber ganz schwer. Spüren Sie das Schweregefühl im rechten Arm, fühlen Sie die Lage Ihres Körpers. Dann wird auch der linke Arm schwer, der ganze Körper ruht schwer auf der Unterlage. Das Schweregefühl ist ganz angenehm. Der Kopf spürt das Schweregefühl. Und auch das Gehirn spürt es. Die Augen liegen tief und schwer in ihren Höhlen. Der Kopf ist schwer, die Arme werden schwer, angenehm schwer. Überlassen Sie den ganzen Körper der Schwerkraft. Lassen Sie Ihren Körper ganz ruhig liegen.

Der Geist ist hellwach, während der Körper, die Muskeln, die Gewebe, die Sehnen wie eingeschlafen sind. Jedoch das Bewußtsein bleibt hellwach und sieht und spürt alles. Bleiben Sie jetzt zehn Minuten in diesem Zustand vollkommener Ruhe. Dann bewegen Sie die Arme, strecken und beugen Sie die Arme und Beine einige Male kräftig. Jetzt sind Sie wieder hellwach und frisch. –

Diese Übung ist – wie gesagt – besonders für Menschen geeignet, deren Körper sich ganz verkrampft und die unter *Angst* und *Spannungsgefühlen* leiden. Sie wirkt auch gegen *hohen Blutdruck,* weil sich dabei auch die Gefäße im Inneren des Körpers ganz deutlich entspannen. Wertvoll sind diese Übungen auch bei Menschen mit *Unterleibsbeschwerden;* da die inneren Organe besser durchblutet werden, kann der Körper Gift- und Schlackenstoffe schneller abbauen. Entscheidend ist jedoch die Lösung all der inneren Anspannungen und Verkrampfungen, die – seelisch bedingt – zu Migräne- oder Asthmaanfällen, Magen- oder Rückenschmerzen, Gallen- oder Herzbeschwerden führen können.

Rheuma

Unter dem Begriff Rheuma werden mehrere, vor allem entzündliche Krankheiten des Bewegungsapparates zusammengefaßt. Der Name *Rheuma* kommt aus dem Griechischen und bedeutet soviel wie das »Fließen« oder »Wandern«: Die Krankheit wandert zu verschiedenen Stellen im Körper. Die Schmerzen treten dabei wechselweise in den Gelenken, Sehnen, Bändern, Muskeln und Knochen auf. Bei der Entstehung von Rheuma spielen auch Stoffwechselstörungen, die meist durch eine falsche Ernährung hervorgerufen werden, eine Rolle. Eine Kostumstellung ist deshalb anzuraten. Da es sich herausgestellt hat, daß Rheuma durch bestimmte Ernährungsfaktoren günstig beziehungsweise ungünstig beeinflußt werden kann, sollte der Speiseplan entsprechend gestaltet werden. Viele Patienten berichten, daß nach einer sorgfältig ausgewählten Rheumadiät Beschwerden und Schmerzanfälle nicht mehr aufgetreten sind.

Es kommt also bei rheumatischen Beschwerden darauf an, alte, liebgewonnene Eßgewohnheiten durch neue, gesündere zu ersetzen. Das oberste Gebot heißt: *vegetarische Kost.* Vorbeugend wirken besonders gesund Gemüse und Obst unmittelbar nach der Ernte und ohne tagelange Lagerungen, denn so werden Vitaminverluste vermieden. Ganz abzuraten ist von Konservenkost, zum Beispiel Gemüse aus Dosen, wie sie oft im Gastgewerbe angeboten wird. Bei solchen Nahrungsmitteln ist eher eine Verstärkung der Rheumaanfälligkeit oder eine Verschlimmerung bestehender Leiden zu erwarten, denn diese Gemüse sind oft reichlich mit Konservierungsmitteln haltbar gemacht worden.

Auch bestimmte Kräuter helfen vorbeugend: Hierzu zählen vor allem *Brennessel, Bärlapp, Johanniskraut, Löwenzahn, Schafgarbe* und *Salbei.*

Zur Vermeidung von rheumatischen Störungen aller Art ist neben der vegetarischen Kost auch die Entgiftung der Nieren wichtig. Deshalb müssen Sie sehr viel trinken, zum Beispiel *Brennessel-, Walnußblätter-, Erdbeerblätter-* oder *Schafgarbentee.*

Bewährt haben sich auch *warme* oder *wechselwarme Fußbäder.* Sie steigern bei regelmäßiger Anwendung die Durchblutung.

Und hier noch ein Tip: Trinken Sie morgens auf nüchternen Magen ein halbes Glas *rohen Kartoffelsaft.* Sie können ihn mit warmem Wasser verdünnen. Eine Stunde vor dem Mittagessen werden zwei bis drei *Wacholderbeeren* gegessen (gründlich kauen, durchspeicheln und dann erst schlucken). Nach dem Mittagessen schlucken Sie zwei bis vier ganze *Senfkörner.* Gegen den Durst wird am besten *gekochtes Kartoffelwasser* getrunken.

Zur Ausscheidung von Harnsäurekristallen aus den Gelenken hat sich ein *Petersilien-* und/oder *Wacholderbeerentee* bewährt, dazu reichlich naturbelassener *Preiselbeersaft.*

Rheuma ist in seinen unterschiedlichen Ausprägungen eine schwere, von den Ursachen her noch nicht vollkommen erforschte und deshalb nicht leicht zu behandelnde Erkrankung. Die genannten vorbeugenden und unterstützenden Maßnahmen können Sie selbst ergreifen – Diagnose und Therapie gehören aber im Fall einer Erkrankung in die Verantwortung eines Arztes.

Rippenfellentzündung

Symptome einer Rippenfellentzündung sind Schmerzen und Stechen in der Brust sowie Appetitlosigkeit. Mitunter steigt die Temperatur bis auf neununddreißig Grad an. Dabei kommt es zu Atemnot und zu einem unregelmäßigen und viel zu hohen Pulsschlag mit meist über hundert Schlägen pro Minute.

Ausgelöst wird die Erkrankung meist durch bakterielle Infektionen. Häufig folgt sie auf einen Lungenabszeß oder eine Lungenembolie. Auch Verletzungen des Brustkorbs führen manchmal zu eitrigen Rippenfellentzündungen.

Besteht die Gefahr einer Rippenfellentzündung, so sollte man mit einer vitaminreichen und vegetarischen Kost vorbeugen. Trinken Sie täglich einen Viertelliter *Brennesselsaft* oder einen halben Liter *Rote-Bete-Saft*. Eine *feuchte Rippenfellentzündung* verhindert ein halber Liter *Zinnkrautsaft* pro Tag. Dieser Saft entzieht dem Körper auf sichere und schonende Weise das überflüssige Wasser.

Kräutertee zur Vorbeugung:

40 g Holunderwurzel
30 g Salbei
40 g Glaskraut

Diesen Tee sechs Minuten lang kochen, abseihen und sechsmal pro Tag eine Tasse heiß trinken.

Scheidenentzündung

Die Scheide hat mehrere Schutzfunktionen. Sie dient vor allem als Schutz vor einem Eindringen von Krankheitserregern und Bakterien in den inneren weiblichen Genitalbereich. Die Widerstandsfähigkeit des Genitaltraktes hängt entscheidend vom Hormongehalt ab. In den Wechseljahren kommt es zu einem Mangel an Östrogen. Dadurch werden die Scheidenwände dünner, und die Widerstandsfähigkeit gegenüber Bakterien läßt nach. Es können auch

Harnwegsinfektionen auftreten, die dann auf die Scheide übergreifen. Bei Übergewicht oder Zuckerkrankheit ist der Körper so geschwächt, daß sich in der Scheide Pilze oder Bakterien ansiedeln können.

Anzeichen einer Scheidenentzündung sind gelblicher oder weißlicher Ausfluß, Brennen oder Juckreiz. Es kommt auch zu Schmerzen beim Geschlechtsverkehr.

Zur Vorbeugung ist es besonders wichtig, auf ausreichende Sauberkeit im Genitalbereich zu achten. Verwenden Sie zum Waschen nur lauwarmes Wasser mit einer milden, alkalifreien Seife. Bei der Ernährung ist auf eine reizschwache, kochsalzarme Kost zu achten und auf viel frisches Obst und Gemüse. Sie sollten keinerlei starke alkoholische Getränke zu sich nehmen. Auch sind schwarzer Tee und Kaffee verboten.

Kräutertee zur Vorbeugung:

> *50 g Beinwellwurzel*
> *30 g Blutwurz*
> *20 g Kalmuswurzel*

Von dieser Mischung drei Teelöffel auf eine Tasse siedendes Wasser geben. Den Tee fünfzehn Minuten abgedeckt ziehen lassen, dann abseihen. Morgens, mittags und abends je eine Tasse trinken.

Kräutermischung für *Scheidenspülung:*

> *20 g Glaskraut*
> *30 g Hirtentäschelkraut*
> *40 g Königskerzenblätter*
> *30 g Malvenblätter*

Mit dem abgeseihten Sud zweimal täglich die Scheide spülen.

Anzuraten sind außerdem *Umschläge* mit *Kamillen-* und *Salbeitee* sowie fünfzehnminütige *Sitzbäder* bei Körpertemperatur. Der Tee wird zu gleichen Teilen aus fünfzig Gramm *Kamille* und fünfzig Gramm *Salbei* gemischt. Ebenso empfehlenswert sind *Meersalzbäder.*

Schilddrüsenerkrankungen

Bei einer *Schilddrüsenüberfunktion* nimmt die körperliche und seelische Leistungsfähigkeit rapide ab. Weitere Symptome: plötzliches Herzklopfen, beschleunigter Puls, der Körper magert ab, Schweißausbrüche, Unruhe, Schreckhaftigkeit, mitunter auch Kopfschmerzen. Häufig werden die Augen durch eine Wucherung des Bindegewebes hinter den Augenhöhlen hervorgetrieben. Es kommt zu einem verlangsamten Lidschlag, die Hände zittern leicht. Das sexuelle Verlangen nimmt ab.

Die Ursachen der Schilddrüsenüberfunktion sind zum Teil noch unbekannt. Vermutlich aber spielen genetische Faktoren eine große Rolle. Voraussetzung ist jedoch eine körperliche und seelische Überbelastung. Infektionskrankheiten oder auch chronische Entzündungsherde wie kranke Zähne und geschwollene Mandeln können eine Schilddrüsenüberfunktion auslösen.

Vorbeugung: Zunächst müssen etwaige Krankheitsherde aus dem Körper entfernt werden, zum Beispiel vereiterte Zähne. Aber auch familiäre und berufliche Spannungen sollten Sie so schnell wie möglich bereinigen. Außerdem brauchen Sie mindestens acht Stunden Schlaf pro Nacht. Verzichten Sie auf Gewürze, ebenso auf Nikotin, schwarzen Tee oder Kaffee, Kakao oder Cola-Getränke. Körperliche Bewegung ist ratsam, jedoch ohne Überforderung.

Bei der Ernährung achten Sie bitte unbedingt auf eine möglichst eiweiß- und salzarme Kost. Wichtig sind *Obst, Gemüse, Joghurt* und *Sauermilch*. Täglich sollte mindestens ein halber Liter *Rote-Bete-Saft* getrunken werden. Auch *Sanddornsaft* ist hilfreich, täglich ein Viertelliter mit Honig.

Hier ein *Kräutertee,* der zur Vorbeugung besonders geeignet ist:

30 g Blasentang
30 g Brunnenkresse
20 g Ehrenpreis
30 g Faulbaumrinde
20 g Löwenzahnkraut
20 g Angelikawurzel

Diesen Tee lassen Sie fünfzehn Minuten ziehen und trinken ihn über den ganzen Tag verteilt. Es genügen vier bis fünf Tassen täglich.

Auch folgender *alkoholischer Extrakt* ist zu empfehlen:

30 g Blasentangextrakt
20 g Erdrauchextrakt
20 g Faulbaumrindenextrakt

Diese Substanzen werden in einem halben Liter Schnaps zehn Tage stehen gelassen und nach dieser Zeit filtriert. Vor den Mahlzeiten jeweils einen Teelöffel von dieser Flüssigkeit einnehmen.

Als wirksam hat sich auch eine *Meersalz-Badekur* erwiesen. Dazu nehmen Sie drei Eßlöffel Meersalz auf eine Vollbad und bleiben bei einer Temperatur von dreißig Grad fünfzehn Minuten im Wasser. Auch *Ozon-Sprudelbäder* zeigen oft eine verhütende Wirkung gegenüber jeder Vergrößerung der Schilddrüse. Ideale Sportarten sind Schwimmen, Wandern und Radfahren. Jedoch ist vor jeder Überanstrengung zu warnen.

Im Gegensatz zur Schilddrüsenüberfunktion kommt es bei einer *Unterfunktion* zu einem verlangsamten Pulsschlag. Die Gliedmaßen sind meistens kalt und schlecht durchblutet. Sehr schnell treten Ermüdung und Erschöpfung ein, das Gedächtnis läßt in den meisten Fällen stark nach. Die Haut fühlt sich rauh und ausgetrocknet an, die Nägel sind brüchig. Das Gesicht ist meist aufgeschwemmt, und die Lidspalten sind sehr eng.

Zur Vorbeugung eignen sich Spaziergänge an frischer Luft, leichte Gymnastik und gelegentlich Sonnenbäder oder UV-Bestrahlungen, die aber nicht länger als drei Minuten dauern sollten.

Der ganze Körper sollte massiert werden, um den Stoffwechsel anzuregen.

Auch hier ist eine gesunde Naturkost notwendig. Drei Wochen lang sollten die Speisen aus *Reis* und *Fisch* bestehen, gewürzt wird mit *Meersalz*. Jede Art von Schweine- oder Rindfleisch ist verboten.

Kräutertee zur Vorbeugung:

> *30 g Sanddorn*
> *40 g Eisenkraut*
> *10 g Enzianwurzel*
> *20 g Kardobenediktenkraut*
> *20 g Blasentang*

Diesen Tee zehn Minuten ziehen lassen und dann abseihen. Über den Tag genügen zwei Tassen.

Der Bildung eines *Kropfes* kann man wirksam durch die Verwendung von *jodiertem Speisesalz* im täglichen Küchen- und Tafelgebrauch vorbeugen.

Schlafstörungen

Schlaf ist ein rhythmisch wiederkehrender Erholungsvorgang des Körpers, der auf vielfältige Weise gestört sein kann. Betroffen ist dabei sowohl das Einschlafen als auch das Durchschlafen. Viele Menschen wissen nicht, was sie gegen Ihre Schlaflosigkeit tun sollen. Schwere Schlafmittel erzwingen zwar den Schlaf, machen aber abhängig oder süchtig, und leichte Mittel helfen nicht sofort und nicht bei jedem. Die Folgen des Schlafmangels sind Reizbarkeit, Unruhe, Bewußtseinsveränderungen, Halluzinationen, Depressionen bis zu schizophrenieähnlichen Wahnvorstellungen. Sogar epileptische Anfälle können dadurch ausgelöst werden.

Menschen, die sogenannte »Kopfarbeiter« sind, leiden öfter an Schlafstörungen, weil sich auch noch bei unbewußt ablaufenden Vorgängen der Verstand einschaltet. Eine natürliche, sehr zu empfehlende Einschlafmethode stellt das *autogene Training* dar. Dabei sind besonders die Grundübungen wichtig: Sie sollen Ihren Körper zunächst als angenehm schwer empfinden. Stellen Sie sich dann vor, daß Sie ein angenehmes Wärmegfühl durchzieht. Anschließend nehmen Sie sich vor, zu einem ganz bestimmten Zeitpunkt am nächsten Morgen aufzuwachen. Dieses kleines Training ist eine gute Voraussetzung für gesundes Schlafen, daß heißt, Sie fühlen sich nach dem Aufwachen frisch und ausgeruht, und vor allem wird der Körper nicht durch die Einnahme von Barbituraten und Diazepinen geschädigt. Kommt es immer wieder zu Schlafstörungen, so sollten Sie Ihren Schlafplatz gründlich untersuchen. Ist der Platz ruhig genug, ist die Luft sauber genug? Liegen Starkstromleitungen in unmittelbarer Nähe? Reagiert der Körper empfindlich auf elektromagnetische Wellen oder auch auf Erdstrahlen? Ist der Raum zu hell, sind Raumtemperatur und Luftfeuchtigkeit zu hoch oder zu niedrig? Ist die Matratze für die Wirbelsäule geeignet? Ist das Kopfkissen zu hoch oder zu tief? Besteht die Bettwäsche aus Material, das Schweiß aufnimmt? Wenn Sie auf diese Punkte achten, können Sie Ihren Schlafplatz einrichten.

KNEIPP-*Anwendungen, Entspannungspraktiken, Heublumenbäder* und *Passionsblumenextrakte* sind Mittel, die das Einschlafen auf natürliche Weise fördern. Bei Einschlafstörungen hat es sich auch bewährt, abends zwei bis drei Tassen *Hopfen-* und *Baldriantee* zu gleichen Teilen gemischt zu trinken. Bei älteren Menschen wirkt ein Tee aus *Brombeerblättern* und *Benediktendistel* einschlaffördernd. Bei nervlicher Überreizung ist *Solcoseryl* (als Dragee) vorteilhaft. Außerdem sind besonders *Fußwickel* anzuraten. Manchmal ist es günstig, am Vormittag ein *Tonikum* einzunehmen, um den Tag über frisch zu bleiben und abends tiefen Schlaf zu finden. Verzichten Sie darauf, am Nachmittag aufmunternde Getränke wie russischen Tee, Kaffee und Cola-Limonaden zu trinken, denn dadurch kann der nächtliche Tiefschlaf gestört werden. Mit zunehmendem Alter braucht der Mensch immer weniger Schlaf, dies darf nicht vergessen werden. Dabei ist es im allgemeinen besser, morgens früher aufzustehen, als abends später zu Bett zu gehen. Allerdings hat jeder Mensch seinen eigenen Schlafrhythmus, und seine individuellen Schlafgewohnheiten, die unbedingt zu berücksichtigen sind.

Ein Mittagsschlaf ist nicht unbedingt zu empfehlen, denn dadurch kann die Schlaftiefe in der Nacht beeinträchtigt werden. Oft kommt es vor, daß sogar junge Menschen ohne ersichtlichen Grund bis zum Mittag im Bett bleiben. Kein Wunder, wenn sie über Müdigkeit und wenig Schwung klagen!

Schnupfen

Wer unter öfter auftretendem Schnupfen leidet, sollte ab und zu Kalkpulver im Form von *Urticalcin* schnupfen. Bei kaltem Wetter ist es vorteilhaft, die Nase mit einer guten Wollfettcreme – wie die *Bioforcecreme* – einzureiben. Sie kann bei frühzeitiger Anwendung den Schnupfen verhindern.

Bei zähen, eitrigen Ausscheidungen trinken Sie am besten schluckweise ein Glas heißes Wasser mit fünf Tropfen *Jodtinktur*. Jodempfindliche Menschen erreichen die gleiche Wirkung mit fünf Tropfen Kampfertinktur.

Sehr gut hilft auch die Einnahme von *Echinaforce*. Nasenspülungen mit *Zinnkrauttee* lindern ebenso wie Gurgeln mit *Wermut, Eiben* und *Schottendotter*.

Als lokale Linderungsmittel sind ätherische Öle wirksam, wie beispielsweise *Pfefferminz, Eukalyptus, Melisse, Kamillenöl* (Kopfdampfbäder) sowie *Riechsalz*. Auch Inhalieren und Schnupfen von *Meersalzlösungen* läßt die Schleimhaut abschwellen. Eine gut Hilfe gibt ein wechselwarmes Fußbad, wie überhaupt warme Füße wichtig sind.

Bei *Fließschnupfen* hilft eine frisch abgeschnittene *Zwiebelscheibe*, die rasch in ein Glas heißes Wasser getaucht wird. Dieses einmalige Eintauchen genügt. Das Wasser wird schluckweise getrunken. Der Erfolg ist sehr bald zu spüren. Nach dem Abklingen der akuten Erscheinungen sollte eine Heilpflanzenbehandlung folgen.

Sie regeneriert die Schleimhaut, steigert die Durchblutung und verbessert den Zellstoffwechsel. Wirksam ist das Inhalieren von *Kamillenteedampf* mit einigen Tropfen *Eukalyptusöl* oder mit einer kleingeschnittenen, gekochten *Zwiebel*. Dazu ist ein großes Badetuch über den Kopf und über das Inhaliergefäß zu legen, dann ist durch die Nase ein- und durch den Mund auszuatmen. Dauer der jeweiligen Behandlung etwa zehn Minuten. Auch eine langfristige Behandlung mit *Euphorbium* (als homöopathische Verdünnung in die Nase zu sprühen) beugt nachhaltig vor und heilt degenerierte Nasenschleimhäute.

Heuschnupfen:

Viele glauben, daß gegen Heuschnupfen kein Kraut gewachsen sei. Doch ein Mittel hat sich als sehr wirksam erwiesen: die *Ameisensäure.* Sie wird mit einem Kräuterkomplex bei zehn homöopathischen Einspritzungen unter die Haut gegeben. Das ganze Jahr hindurch ist *Urticalcin* einzunehmen. Täglich zwei bis drei Teelöffel Bienenhonig sind ebenfalls sehr vorteilhaft. Zu vermeiden sind Weißmehlprodukte und Weißzuckerwaren sowie tierische Fette.

Heuschnupfen ist eine allergische Erkrankung, und zwar in der Mehrzahl der Fälle eine Pollen- oder Stauballergie. Um die verantwortlichen Allergien – die es zu meiden gilt – zu ermitteln, müssen Sie sich einem Allergietest unterziehen.

Danach kann auch auf dem Weg einer De- oder Hyposensibilisierung die Reizempfindlichkeit herabgesetzt werden. Dies ist die wirksamste und dauerhafteste Vorbeugungsmaßnahme. Psychogene Faktoren spielen bei Allergien (siehe dort) häufig auch eine Rolle.

Schwächezustände

Schwächezustände können die unterschiedlichsten Ursachen haben. Es sollte immer erst nach körperlichen Krankheitsanzeichen gesucht werden, bevor seelische Störungen angenommen werden. Körperliche Ursachen sind oft Herzfehler, Durchblutungsstörungen, verringerte Sauerstoffaufnahme, Blutarmut und Blutverlust oder Blutbildungsstörungen. Mineralstoff- oder Vitaminmangel können ebenso zu Schwächezuständen führen. Auch ein zu geringer Eisengehalt des Blutes läßt den Körper leicht ermüden. Weitere Ursachen sind Giftstoffe, zum Beispiel in verkehrsreicher Gegend, Genußgifte und auch falsche Ernährung.

Seelische und körperliche Überforderung tragen unter Umständen ebenfalls dazu bei, daß sich der Mensch krank und schwach fühlt. Als Vorsorge gegen Schwächezustände ist eine gesunde vitaminreiche Ernährung wichtig, der Verzicht auf Alkohol und Nikotin sowie viel Bewegung in frischer Luft.

Auch ist folgende *Tinktur* zu empfehlen:

> *150 g Tonikum Petrasch*
> *150 g Solutio ferri*

Hierin sind Vitamine und Spurenelemente enthalten, die der Körper braucht, um nervösen Erschöpfungen entgegenwirken zu können.

Auch das *autogene Training* kann sehr gut helfen. Dabei sollte die Unterstufe dieses Trainings intensiv ausgeübt werden. Es kommt auf vollkommene Entspannung an. Denn innere Ruhe und Ausgeglichenheit sind die Voraussetzungen, um Erschöpfungszustände zu verhindern. Sagen Sie sich immer wieder: »Ich fühle mich wohl und spüre Ausgeglichenheit, Ruhe und Harmonie in mir.«

Schwangerschaftserbrechen

Neben Kreislauf-, Stoffwechsel- oder Drüsenstörungen spielen bei Schwangerschaftserbrechen sicher sehr viele psychologische Momente eine Rolle. Dehalb haben sich *psychologische Methoden* als sinnvoll zur Vorbeugung erwiesen.

Zunächst sollten Sie das Gefühl von Ruhe und Schwere intensiv erleben. Drehen Sie dazu Ihre Augen nach oben und innen, und warten Sie anschließend fünf Minuten, um in die nötige Ruhestimmung zu kommen. Jetzt lassen Sie folgende Sätze auf sich einwirken: »Ich bin ganz ruhig. Auch der Bauchraum ist warm und ruhig. Alles, was ich esse, braucht der Körper, deshalb ist Erbrechen sinnlos.«

Bei dieser Übung wird die Ruhe gefördert und die Übererregbarkeit der Magennerven gedämpft. Zugleich wird der Widerstand gegenüber dem Brechreiz gestärkt.

So können Sie mit dieser Übung ein taubes Gefühl in der rechten Hand erreichen – legen Sie nun diese Hand auf den Bauch und denken Sie: »Der Magen wird unempfindlich, genauso wie die rechte Hand.«

Und noch eine dritte Möglichkeit: Trainieren Sie erst einmal ein Ruhe- und Wärmegefühl ein, und stellen Sie sich dann eine wohlschmeckende Mahlzeit vor. Nach etwa zehn Minuten sollten Sie daran denken, daß ein unangenehmer Brechreiz auftritt und anschließend Wohlbefinden. Nach weiteren fünf Minuten denken Sie abwechselnd an Brechreiz und Wohlbefinden. Auf diese Weise erlernen Sie die Fähigkeit, den Brechreiz zu steuern und damit auszuschalten.

Kräutertee zur Vorbeugung gegen Brechreiz:

> *30 g Fenchel*
> *20 g Passionsblume*
> *30 g Hopfen*
> *20 g Kamille*
> *30 g Melisse*

Dieser Tee sollte schluckweise über den Tag verteilt getrunken werden.

Und hier noch ein paar ausgezeichnete homöopathische Mittel:

> *Chelidonium D 12* sechsmal drei Tropfen oder
> *Ignatia D 6* sechsmal fünf Tropfen oder
> *Bryonia D 4* sechsmal sechs Tropfen.

Sehnenscheidenentzündung

Diese Erkrankung ist mit starken Schmerzen verbunden. In schweren Fällen kann es sogar zu Fieber kommen. Verursacht wird sie durch Überanstrengung und durch mechanische Gewalteinwirkung, tritt aber bei inneren Krankheiten wie zum Beispiel rheumatischem Fieber auf. Eine rechtzeitige Behandlung ist wichtig, um eine Versteifung der betreffenden Gelenkpartie zu verhindern. Je stärker die Sehnenscheidenentzündung ist, um so konsequenter muß eine Schonkost eingehalten werden, die kochsalzarm und vitaminreich ist.

Bei einer Neigung zu Sehnenscheidenentzündungen kann folgender *Kräutertee* vorbeugend eingenommen werden:

30 g Brennesselkraut
10 g Ehrenpreis
20 g Silbermantel
10 g Huflattichblätter
20 g Löwenzahnwurzel
40 g Schafgarbe
20 g Birkenblätter

Diesen Tee kurz aufkochen und zwölf Minuten ziehen lassen. Über den Tag verteilt drei bis vier Tassen tinken.

Sehschwäche, Sehstörungen

In den letzten Jahren hat sich in der Augenheilkunde ein Wandel bemerkbar gemacht, der darin besteht, daß die Augenärzte zunehmend davon abgehen, sofort Brillen zu verschreiben. Statt dessen sind sie bemüht, durch natürliche Methoden die Sehfähigkeit zu erhalten und auch zu verbessern. Durch das Verschreiben von Brillen läßt sich sicher eine Korrektur durchführen, jedoch wird die Ursache des Übels dadurch nicht beeinflußt. Ungeachtet der Benutzung von Brillen verschlimmert sich die Fehlsichtigkeit unaufhaltsam weiter. Dann müssen drei bis vier Brillen für Nah- und Fernbereich herhalten.

Es sollte rechtzeitig mit einem *Augentraining* begonnen werden, um die Sehschärfe bis ins hohe Alter zu erhalten. Schon die Schulkinder sollten sich daran gewöhnen, zwischen den Lernaufgaben den Blick immer wieder entspannt in die Ferne zu richten. So kommt es sicher erst gar nicht zu Verkrampfungen und Verspannungen, die schließlich zur Fehlsichtigkeit führen. Es sollte zur Gewohnheit werden, bei längerem Lesen oder Studieren den Blick in die Ferne zu richten und die Augen kurz nach allen Richtungen zu drehen. Besonders wichtig ist es, in die Natur zu blicken und die verschiedenen Arten von Grün in sich aufzunehmen.

Bei *beginnender Fehlsichtigkeit* empfiehlt es sich, einen Tee mit gleichen Teilen *Kamille*, *Augentrost* und *Silbermantel* zu trinken, den Teeabsud in ein Leinentuch einzuschlagen und auf beide Augen zu legen. Unter dieser Kompresse sollte man mit den Augen kreisen, um die Augenmuskeln und die Linsen zu trainieren. Jede gedankliche Vorstellung führt zu Veränderungen der Linse. Wenn Sie sich zum Beispiel mit geschlossenen Augen einen Gegenstand in der Ferne vorstellen, so stellt sich in kurzer Zeit die Linse auf Fernsicht ein.

Hilfreich ist auch das *autogene Training*. Dabei sollten Sie ein angenehmes Wärmegefühl in den Fingern verspüren, dann ein Schwere- und Wärmegefühl in beiden Armen, das sich bis zu den Augen ausdehnt. Damit wird eine bessere Durchblutung der Augengegend erreicht und jede krankhafte Muskelanspannung vermieden. Auch einem möglichen *erhöhten Augendruck (Glaukom)* kann damit entgegengewirkt werden.

Je nach Art der Störungen empfiehlt es sich, bestimmte formelhafte Leitsätze zu wiederholen. Bei *Sehschwäche* zum Beispiel: »Ich sehe alles klar und deutlich.« Ein anderer Leitsatz ist: »Ich bin voll frohen Mutes und sehe alles gut.« Bei *erhöhtem Augendruck* bewährt sich die Formel der Oberstufe des autogenen Trainings: »Meine Augäpfel sind weich und warm.« Für *Kurzsichtige* gilt der formelhafte Satz: »Ich sehe alles gerne aus der Nähe oder Ferne.«

Dies waren nur einige Beispiele für die Verwertung formelhafter Leitbilder. Jedenfalls bieten Entspannungsübungen wertvolle Hilfen für die Verbesserung und Bewahrung der Sehkraft. Jede Überanstrengung der Augen führt mit der Zeit zu anatomischen und damit zu organischen Veränderungen, die nach einigen Jahren irreversibel sein können. Prophylaktische Entspannungsübungen helfen hier. Sehen bedeutet nun einmal mehr als eine Lichtreizung der Netzhaut.

Untersuchungen haben gezeigt, daß emotionaler Streß, wie er zum Beispiel beim Kopfrechnen auftritt, immer mit Verspannungen des Akkomodationsapparates und der Augenmuskeln verbunden ist. Je länger der Streß auf die Augen einwirkt, um so ausgeprägter sind die Auswirkungen auf beiden Augen. Hier helfen nur Entspannungsübungen. Wichtigster Punkt ist dabei die Entkrampfung der Augenmuskulatur. Auf diese Weise ist es gut möglich, sich bis ins hohe Alter eine gute Sehfähigkeit zu erhalten.

Selbstmordversuche

Gerade bei jungen Menschen kommen Selbstmorde und Selbstmordversuche relativ häufig vor. Aber auch die Krisen um die Lebensmitte und die Einsamkeit des Alters sind gefährlich. Wenn Menschen, die trotz äußerlich intakter Beziehungen innerlich isoliert sind, aufgrund einer psychischen Störung keine Möglichkeit haben, sich ihren Mitmenschen anzuvertrauen, greifen sie manchmal zu diesem »Mittel«, um auf sich aufmerksam zu machen.

Kurz vor einem Suizidversuch kommt es zu Selbstmordphantasien. Geträumt wird vom Totsein, vom Ruhehaben. Die Betreffenden geben nur zögernde und stockende Antworten. Sie sprechen leise und tonlos. Der Gesichtsausdruck ist starr, das Gesicht gramerfüllt und besorgt. Senkrechte Stirnfalten graben sich tiefer in die Stirn. Die Bewegungen sind verlangsamt, und die Haltung ist gebeugt – das typische Erscheinungsbild einer Depression.

Ein Selbstmord kann verhindert werden, wenn man mit dem depressiven Menschen viel spricht, ihn aufzumuntern versucht. Eine fachärztliche Behandlung ist allerdings unbedingt erforderlich. Heutzutage gibt es auch Mittel, die Depressionen und Selbstmordgedanken innerhalb kürzester Zeit vertreiben können.

Zur Vorbeugung gegen Selbstmordgedanken und Selbstmordstimmungen ist folgender *Tee* geeignet:

> *50 g Melisse*
> *30 g Römische Kamillenblüten*
> *20 g Silbermantel*
> *100 g Passionsblume*

Diesen Tee kurz aufbrühen und dreimal täglich eine Tasse trinken.

Auch folgende *Tinktur* hat sich bewährt:

> *100 g Passionsblumenextrakt*
> *100 g Johanniskrautextrakt*

Von dieser Mischung dreimal täglich zwanzig Tropfen einnehmen Besonders wichtig ist es, daß Depressive oder Selbstmordgefährdete nicht allein gelassen werden.

Jeder Mensch ist für seinen Mitmenschen verantwortlich. Achten Sie darauf, wenn sich jemand nicht mehr freuen kann, wenn er interessenlos geworden ist, innerlich gespannt oder ängstlich. Jemand, der keine Entscheidungen mehr treffen kann, der schlecht schläft oder nur mehr herumsitzt und grübelt, der öfter die Gedanken äußert, das Leben sei sinnlos geworden, der braucht besondere Anteilnahme.

Speiseröhrenerkrankungen

Erstes Anzeichen einer solchen Erkrankung ist ein starkes Brennen in der Gegend des Brustbeins, das etwa zwanzig Minuten nach jeder Mahlzeit beginnt und bis zu einigen Stunden anhalten kann.

Ausgelöst werden diese Beschwerden auch durch heiße, stark gewürzte oder sonstige Speisen, die das Sodbrennen begünstigen. Das »Brennen« wird durch die Magensäure hervorgerufen, die dazu dient, die Nahrung im Magen zu zersetzen. Normalerweise ist der Verschlußmechanismus zwischen Magen und Speiseröhre intakt. Beim *Sodbrennen* jedoch, das auch durch psychische Faktoren ausgelöst werden kann, fließt der Nahrungsbrei kurzzeitig in Richtung Speiseröhre und nicht – wie es sein sollte – darmwärts. Da die Schleimhaut der Speiseröhre gegenüber der Magensäure nicht widerstandsfähig ist, kommt es so zu dem Brennen und zu starken Schmerzen.

Verhaltensregeln, um dem Sodbrennen vorzubauen: Achten Sie darauf, daß Sie immer nur kleine Mengen essen. Die Mahlzeiten sollten dabei über den ganzen Tag verteilt sein. Zwei Stunden vor dem Schlafengehen darf keine Nahrung mehr aufgenommen werden. Es ist wichtig, sich nach dem Essen nicht hinzulegen, um den Durchfluß des Mageninhaltes in die Speiseröhre zu vermeiden. Auch eine Tätigkeit in gebückter sitzender Haltung ist nach dem Essen nicht günstig (Druck auf den vollen Magen!). Beim Schlafen sollte der Oberkörper erhöht liegen. Halten Sie auch eine eiweißreiche und fettarme Diät, und verzichten Sie auf blähende Speisen! Süßigkeiten, Alkohol, Kaffee, schwarzer Tee und Cola sind grundsätzlich verboten.

Kräutertee zur Vorbeugung gegen das *Sodbrennen:*

> *20 g Rosmarin*
> *30 g Kamille*
> *30 g Schafgarbe*
> *20 g Tausendguldenkraut*

Den Tee nur kurz aufkochen, sechs Minuten ziehen lassen und abseihen. Zu jeder Mahlzeit eine Tasse warmen Tee trinken.

Zur Vorbeugung gegen eine *Speiseröhrenentzündung* ist auch folgende *Tinktur* empfehlenswert:

> *30 g Anis*
> *10 g Baldrianwurzel*
> *20 g Ehrenpreis*
> *30 g Süßholzwurzel*

Alles in einem Liter zehnprozentigem Alkohol zehn Tage lang zienen lassen. Nach jeder Mahlzeit sollte davon ein Eßlöffel voll eingenommen werden.

Strahlenschäden

Nach dem Reaktorunglück von Tschernobyl im April 1986 herrschte in Europa eine bedenkliche Rat- und Hilflosigkeit. Von Gesundheitrisiken war die Rede, doch niemand wußte genau, wie sehr und wodurch insbesondere unsere Gesundheit gefährdet sein würde. Es wurden zahlreiche Messungen vorgenommen, aber mit den Zahlenwerten wußten die betroffenen Menschen kaum etwas anzufangen.

Jeder war auf sich allein gestellt. Was durfte man essen? Durfte man sich im Freien aufhalten? Durfte man spazierengehen? Konnten die Kinder ohne Gefahr im Garten spielen? Welche Grenzwerte waren verläßlich? Fragen über Fragen, und niemand wußte eindeutige Antworten – statt dessen gab es zu viele verschiedene Antworten.

Nach dem Atombombenabwurf auf Hiroshima am Ende des Zweiten Weltkrieges gab es sofort Hunderttausende von Toten. Und dann kamen die Spätfolgen. Jahre danach gab es zwanzigmal soviel Leukämiefälle. Und auch zehn Jahre nach Tschernobyl wird möglicherweise die Anzahl der Leukämieerkrankungen einen neuen Höhepunkt erreichen. Doch das kann man heute nur generell befürchten – mit Zuverlässigkeit ist eine solche Prognose nicht zu stellen. Und auch wenn sie sich bewahrheiten sollte, sind die kausalen Zusammenhänge schwer nachzuweisen.

Jetzt stellt sich die Frage, wie wir uns überhaupt schützen können. Es ist schon seit Jahren bekannt, daß in unmittelbarer Nähe von Kernkraftwerken vermehrt Leukämie und andere Krebserkrankungen auftreten, so auch Lymphdrüsenkrebs, dazu unerklärlicher Haarausfall. Dennoch sei vor jeder Art von Panikmache gewarnt. Natürliche Radioaktivität gibt es überall auf der Erde. Wir kennen Gegenden mit hoher Strahlenbelastung und Gegenden mit unterdruchschnittlicher. Der Mensch vermag durchaus damit zu leben. Trotzdem muß auf jeden Fall darauf geachtet werden, daß jede vermeidbare zusätzliche Strahlenbelastung verhindert wird.

Nach dem Unglück von Tschernobyl wurde Europa mit radioaktivem Jod 131 überschwemmt. Daher ist es heute wichtig, vorbeugend gegen Spätschäden zum Beispiel auf Jodtabletten, zu verzichten, sofern deren Einnahme nicht etwa aus anderen Gründen dringend angezeigt ist. Es ist grundsätzlich angezeigt, daß jeder daran denkt, gesundheitsbewußt zu leben und die Widerstandskräfte seines Körpers und insbesondere seines Immunsystems zu stärken. Auch Raucher müssen bedenken, daß mit jeder Zigarette die Abwehrkraft des Körpers sinkt und damit die Bereitschaft zur Krebserkrankung steigt.

Trotz des Unglücks von Tschernobyl sollte auf frische Kost nicht verzichtet werden. Jeder, der nur auf Konserven oder Tiefkühlkost zurückgreift, schwächt sein körpereigenes Abwehrsystem auf andere Weise. Trotz aller radioaktiven Verseuchung sind frisches Obst und frisches Gemüse unumgänglich. Denn gerade in diesen Nahrungsmitteln finden sich die Spurenelemente und Fermente, die zur Verhinderung eines Schadens nach radioaktiver Bestrahlung wichtig sind. Eines muß allerdings beachtet werden: Wachen Sie Obst und Gemüse gründlich! Äpfel und Birnen sollten geschält werden, da sich der größte Teil der radioaktiven Partikel in der Schale befindet. Achten Sie auch darauf, faserreiche Nahrung zu sich zu nehmen. Denn durch diese Kost werden Giftstoffe und auch radioaktive Partikel schneller wieder aus dem Körper ausgeschieden.

Mediziner einer großen deutschen Universität haben festgestellt, daß Menschen die noch ihre Mandeln haben und deren Blinddarm noch intakt ist mit der Radioaktivität besser fertig werden können. Eine genauere Erklärung oder wissenschaftliche Bestätigung dieses Phänomens gibt es natürlich noch nicht.

Zur Vorbeugung gegen Spätschäden ist es ratsam, *Sojakeime* zu essen und täglich einen *Tee* aus *Kamille, Sonnenhut* und *Pfefferminze* zu trinken. Dadurch wird die Abwehrkraft des Körper ganz allgemein gestärkt.

Übergewicht

Jeder dritte Mitteleuropäer leidet heute an deutlichem Übergewicht. Deshalb kommt der Vorbeugung hier eine besondere Bedeutung zu. Behandlungsversuche mit sogenannten Appetitzüglern bringen nur einen vorübergehenden, kurzzeitigen Erfolg und haben sich auch als gefährlich erwiesen. Es müssen also gründliche Vorbeugungsmaßnahmen getroffen werden. Wie wichtig diese

Maßnahmen sind, geht allein schon aus der Tatsache hervor, daß zu hohes Gewicht eine ganze Reihe von Folgekrankheiten mit sich bringt. Das sind zum Beispiel Zuckerkrankheit, Rückenschmerzen, Nierenleiden, zu hoher Blutdruck, Neigung zu Schlaganfällen, Neigung zu Gallenkoliken, Neigung zu Herz-Kreislauf-Erkrankungen und Stauungen. Schließlich bedeutet nach der Statistik jedes Kilo Übergewicht ein Lebensjahr weniger.

Für das *normale Körpergewicht* gilt die Faustregel: Körpergröße in Zentimeter minus 100 ergibt das Normalgewicht in Kilogramm. Das *Idealgewicht* liegt bei Frauen um fünfzehn Prozent und bei Männern um zehn Prozent darunter. In den letzten Jahren fanden aber Forscher heraus, daß das sogenannte Idealgewicht nicht unbedingt erreicht werden muß. Es reicht aus, vom Übergewicht zum Normalgewicht zu kommen

Beim Abnehmen sollten Sie unbedingt darauf achten, daß sich Ihr Gewicht pro Woche um nicht mehr als ein Kilogramm verringert, sonst kann sich die Haut dem geringeren Fettgehalt nicht anpassen, und es bilden sich häßliche Falten und Fettaschen.

Außerdem ist es erforderlich, daß Sie sich auf eine Diät seelisch vorbereiten. Sonst versagen nämlich Ihre Pläne spätestens nach einer Woche, und es stellt sich wieder der Heißhunger ein, dem kaum noch zu widerstehen ist. Zur seelischen Vorbereitung hilft Ihnen das *autogene Training*. Aber dazu mehr am Schluß dieses Artikels.

Verschiedene Sportarten eignen sich besonders gut zur Vorbeugung gegen Übergewicht, da sie zu einem hohen Kalorienverbrauch führen: zum Beispiel *Laufen, Radfahren, Rudern, Schwimmen* oder *Skifahren* (Langlauf). Diese Sportarten wirken sich auch deshalb besonders günstig aus, weil viele Muskelgruppen beansprucht werden.

Um den Körper zunächst von überflüssigen Schlacken zu befreien, empfehle ich Ihnen *Saftfasttage*. Das sind Tage, an denen außer *Karottensaft* oder dem Saft von *roten Rüben* nichts weiter aufgenommen wird. Ein Safttag sollte nur einmal pro Woche eingelegt werden. Das reicht in der Regel aus, um auf die Dauer schädliche Stoffwechselprodukte schneller ausscheiden zu können.

Während der Gewichtsabnahme und zur Vorbeugung gegen unerwünschte Fettpolster ist es ratsam, verschiedene *gymnastische Übungen* einzuhalten.

Zur Vorbeugung gegen einen »Bauch« empfiehlt sich folgende Übung: In Rückenlage werden die Beine bis zur Senkrechten zwanzig- bis dreißigmal gehoben und dann langsam wieder gesenkt. Diese Übung trainiert die Bauchmuskeln, so daß sich hier kein überflüssiges Fett ablagern kann.

Diese Übung kann auch in anderer Form gestaltet werden: In Rückenlage wird bei gestreckten Beinen der Oberkörper mit hinter dem Kopf verschränkten Armen langsam bis zur Senkrechten aufgerichtet – und dann ebenso langsam wieder gesenkt. Dies sollte zwanzig- bis dreißigmal wiederholt werden, und zwar zweimal am Tag: morgens vor dem Frühstück und dann kurz vor dem Schlafengehen.

Und noch eine Übung gegen einen zu dicken Bauch: Stehen Sie einfach mit lockeren Armen gerade, ziehen Sie dann den Bauch langsam ein und lassen Sie ihn wieder aus. Auch dadurch wird die Bauchmuskulatur gestärkt. Besser allerdings, aber auch anstrengender sind die beiden erstgenannten Übungen.

Ebenfalls anstrengender ist folgende Gymnastikübung: In Rückenlage mit den Beinen radfahrende Bewegungen verrichten. Diese Übung sollte täglich mindestens zehn Minuten durchgehalten werden.

Diese Gymnastik, egal für welche Übung Sie sich nun entschlossen haben, läßt sich ideal durch einen *Tee* zur Vorbeugung gegen Übergewicht ergänzen:

40 g Ackerschachtelhalm
30 g Birkenblätter
20 g Faulbaumrinde
30 g Brennesselkraut

Dieser Tee sollte regelmäßig getrunken werden. Er wirkt entwässernd, anregend auf den Stoffwechsel und stärkt ganz allgemein die Widerstandskraft des Körpers.

Empfohlene Diäten:

1. Vorbeugung durch eine *Molkekur:*
   Molke aktiviert den Stoffwechsel und führt dem Körper wichtige Mineralstoffe zu. So braucht man von anderen Nahrungsmitteln weniger aufzunehmen. Molke ermöglicht eine Reduktionsdiät, die den Körper wenig belastet. Besonders gut eignet sich die Molkekur gegen Übergewicht, wenn gleichzeitig Hautunreinheiten oder chronische Ekzeme bekämpft werden sollen.

2. Vorbeugung durch *Rohkostdiät:*
   Strenggenommen bedeutet Rohkostdiät, daß den ganzen Tag nur Salate, Gemüse und frische Früchte gegessen werden dürfen. Sie wirkt wegen hohen Blutdruck und geschwollene Beine, da bei einer solchen kaliumreichen Kost viel Natrium ausgeschieden wird. Zur Vorbeugung gegen Übergewicht braucht die Kur nicht sehr streng eingehalten zu werden. Hier hat sich als besonders günstig erwiesen, nur eine Mahlzeit durch Rohkost zu ersetzen. Diese Form des Fastens sollte über Monate, besser noch über Jahre durchgehalten werden.

3. Vorbeugung durch *Zellulosetabletten:*
   Diese Kur eignet sich besonders für Berufstätige, weil die Arbeitskraft erhalten bleibt und der Körper nur wenig belastet wird. Es müssen täglich etwa fünfzehn bis fünfundzwanzig Zellulosetabletten (eventuell auch *Algentabletten* oder *Agaragartabletten*) eingenommen werden. Sie sollten sich möglichst langsam im Mund auflösen, denn schon dadurch wird das Hungergefühl unterdrückt. Die Zellulose quillt dann zusätzlich im Magen und im Darm auf, so daß der Heißhunger nachläßt und die Kontrolle über den Appetit leichter gelingt.

4. *Standardkostform:*
   Auch diese Kur eignet sich gut für Berufstätige. Es wird eine Mahlzeit durch eine Packung *Eiweißpulver* mit verschiedenen Geschmacksrichtungen, aber bei konstantem Kaloriengehalt ersetzt. Dabei sparen Sie Tag für Tag eine bestimmte Kalorienmenge ein. Auf diese Weise ist es relativ leicht, pro Monat eine Gewichtsabnahme von drei bis vier Kilo zu erzielen

5. Vermeidung von Übergewicht durch *Obstkuren:*
   Für einen länderen Zeitraum ist eine strenge Obstkur wegen
   ihrer Einseitigkeit nicht zu empfehlen. Doch ist es vorteilhaft,
   an einem Tag in der Woche nur *Frischobst* zu essen – so wird
   der Körper entschlackt. Wichtig ist diese Kur auch zur Vorbeugung von Herz-Kreislauf-Erkrankungen. Durch den Obsttag bekommt der Körper ausreichend Vitamin C, was seine
   Widerstandskraft stärkt.

6. *Faserdiät:*
   Weniger Kalorien und mehr Ballaststoffe, so lautet das Er-
   folgsprinzip der neuen Faserdiät. Sie unterstützt gleichzeitig
   die Gesundheit ganz allgemein. Hauptbestandteil dieser Diät
   sind *Vollkornprodukte, Kleie, Kartoffeln, Bohnen, Erbsen* und
   Maiskörner. Weil Getreidekörner mehr Wasser binden können als andere Lebensmittel stellt sich gerade bei solchen
   Speisen ein ausreichendes Sättigungsgefühl ein. Auch kommt
   der Körper auf diese Weise mit weniger Kalorien aus. Die angegebenen Nahrungsmittel enthalten viele Ballaststoffe, die
   nur zum Teil vom Körper aufgenommen werden. Tatsächlich
   verwertet er nur etwa die Hälfte der Kalorien. Dadurch verliert der Körper leicht überflüssige Pfunde und das Idealgewicht kann ohne Schwierigkeiten beibehalten werden.

Ein *Menü-Vorschlag:*
   morgens: *100 Gramm Vollkornbrot, 2 Tassen Kräutertee,*
   mittags: *100 Gramm Forelle, 1 Schüssel Salat, 1 Glas Mineral-*
             wasser, 2 Radieschen,
   abends: *200 Gramm Huhn, 2 Pellkartoffeln, 2 Karotten, 1 Glas*
             Tee.
Insgesamt sind das 800 Kalorien (3 350 Joule). Damit kann
leicht ein Gewichtsverlust von einem Kilo pro Woche erreicht werden.

Jetzt ein paar Worte zur oben erwähnten seelischen Vorbereitung
auf eine Diät.
Als erstes müssen die zum Übergewicht führenden emotionalen

Belastungen und Spannungen abgebaut werden. Dabei sollte auf vollkommene Ruhe und eine entspannende Haltung geachtet werden, denn so kommen die autosuggestiven Sätze am besten zur Wirkung. Nehmen Sie vor dem Schlafengehen eine bequeme Rückenlage ein. Atmen Sie einige Male tief durch, und wenden Sie die Augen nach oben und innen.

Jetzt können Sie die nun folgenden Gedanken dem Unterbewußtsein sicher übermitteln. Diese Sätze werden nicht gesprochen, sonder nur gedacht:

»Ich bin ganz ruhig. Ich atme ganz gleichmäßig ruhig. Ich brauche nur wenig Nahrung. Fette Speisen lehne ich ab, denn Fett macht fett. Ich brauche wenig Nahrung. Ich lasse den Bissen lange im Mund liegen, so kann ich weniger essen und empfinde denselben Genuß.«

Während bei Frauen erfahrungsgemäß der Satz »schön fasten und dann schön aussehen« besonders gut hilft, haben sich bei Männern kurze, einprägsame Sätze in der Art von »ich bin lieber fit statt fett« als sehr wirksam erwiesen.

Diese Sätze sollten täglich vor dem Einschlafen etwa zwanzig Minuten lang wiederholt werden. Gute Erfolge sind dann bereits nach drei bis vier Wochen zu erkennen

Vegetative Dystonie

Bei der vegetativen Dystonie handelt es sich um eine Fehlregulation des vegetativen Nervensystems, einen nervösen Erschöpfungszustand, für den innere Unruhe, Gehetztsein, Getriebensein, rasche und vorzeitige Ermüdung, Schwächegefühl bis hin zum Kreislaufzusammenbruch, Blutdruck- und Pulsstörungen symptomatisch sind. Es handelt sich häufig um *psychosomatische Erkrankungen* (siehe dort), bei denen seelische Ursachen zu organischen Störungen (beispielsweise Magengeschwüren) führen. Als Ursachen kommen in der Regel seelische Probleme, Streß, Vitaminmangel und falsche Ernährung in Frage.

Zur Vorbeugung bestens bewährt hat sich eine mineralstoff- und vitaminreiche Vollwertkost. Grundsätzlich verboten sind Alkohol, Tabak und salzreiche Kost. Es sollte jede Situation vermieden werden, die zu einer seelischen Anspannung führen kann: beispielsweise Leistungsdruck, Versagensängste, private Konflikte. Achten Sie auf mehr Ruhepausen und bessere Ausgeglichenheit. Versuchen sie, öfter abzuschalten und sich von Ihren Sorgen zu lösen! Oder teilen Sie sich mit, denn es heißt nicht umsonst, daß geteilte Sorgen nur halbe Sorgen sind. Geben Sie sich Mühe, in jeder Lage das Positive zu sehen – denn das gibt es nämlich! Sie werden merken, daß sie damit ein verblüffend wirksames Mittel zum Beispiel gegen Kummer und Traurigkeit gefunden haben.

Vorbeugend wirken *Wechselbäder* nach KNEIPP und abwechselnd *kalte* und *warme Ganzkörperwaschungen*. *Wassertreten* und *Saunabesuche* härten ab und vermindern die allgemeine Krankheitsanfälligkeit.

Hier ein *Teerezept* zur Vorbeugung gegen nervöse Erschöpfungen:

> *100 g Paraguaytee*
> *50 g Kamille*
> *50 g Passionsblume*

Zu beachten ist, daß dieser Tee nur vormittags und mittags getrunken werden darf, da er sonst zu Schlaflosigkeit führen kann.

Venenleiden

In Europa leiden mindestens fünfzig Prozent der Bevölkerung an mehr oder weniger starken Venenerkrankungen. Bei fast einem Prozent aller Europäer treten schwere Stauungen mit Thrombosen auf. Da Venenerkrankungen auch vererblich sind, kommt der Vorbeugung eine ganz besondere Bedeutung zu.

Hervorgerufen werden Venenerkrankungen häufig durch die oft ungesunden Lebensumstände vieler Menschen. Dazu zählen Bewegungsmangel, eine sitzende Arbeitsweise, unausgewogene Kost, Stehberufe und Übergewicht. Mit wachsendem Wohlstand hat die

Zahl der Venenkranken enorm zugenommen. In den letzten zwanzig Jahren hat sich mit der zunehmenden Motorisierung die Zahl der Autos verzehnfacht, zugleich ist die Zahl der Venenerkrankungen auf das Sechsfache in die Höhe geschnellt!

Zur Vorbeugung gegen jede Art von Venenerkrankungen sollten Sie unbedingt ein Bewegungstraining mit geeigneten Sportarten aufnehmen. Besonders gut sind *Radfahren, Schwimmen, Wandern,* aber auch *Waldläufe* und *Beingymnastik.* Wichtig ist vor allem, daß die Bewegungstherapie konsequent über Jahre hinweg durchgeführt wird. Denn nur dadurch können die Venenwände gestärkt werden. Sobald sich Stauungsanzeichen bemerkbar machen wie etwa am Abend ein Schweregefühl in den Beinen, sollte ein *Druckverband* angelegt werden. Der Verband wird hinaufsteigend angelegt, wobei er an den Knöcheln etwas enger und zu den Knien hin weniger straff sein sollte. Dieser Druckverband ermöglicht einen ungestörten Rückfluß des Blutes. Dabei werden Schwellungen und Flüssigkeitsansammlungen in den Beinen vermieden. Die Venenverbände schützen zugleich die Haut. So wird wirksam gegen Ekzeme und offene Stellen vorgebeugt. Sehr wichtig ist eine vitaminreiche Kost. Sie sollten viel *Rohkost* zu sich nehmen und dafür wenig Eiweiß. Und noch ein Tip zur Vorbeugung: Machen Sie morgens eine *Trockenbürstenmassage* (vom äußersten Ende der Extremitäten zum Körper hin, also von den Fußknöcheln zum Oberschenkel hinauf) und am Abend eine kalte *Ganzwaschung.*

Übrigens: Fahrstühle und Rolltreppen sind Gift für Ihre Beine! Steigen Sie lieber die Treppen – das wirkt Wunder.

Wechseljahre (Beschwerden)

Die Wechseljahre treten bei Frauen etwa in der Lebensmitte, also ab Mitte der Vierzig, ein. Sie führen infolge des Nachlassens der körpereigenen Östrogenproduktion zu einer ganzen Reihe von Beschwerden. Es treten teilweise seelische, aber auch körperliche Symptome, wie Hitzewallungen, Kopfschmerzen, Schwindel, Antriebslosigkeit und Lustlosigkeit bis zu Depressionen, auf.

Zur Vorbeugung gegen Beschwerden sollte man vor allem auf eine gesunde Lebensweise achten. Die Angst vor dem Altwerden können Sie durch sinnvolle Lebensaufgaben abbauen. Bei der Kost achen Sie am besten auf vitamin- und ballaststoffreiche Lebensmittel und auch auf eine salz- und fettarme Diät. In welchem Umfang eine kombinierte Östrogen-Progesteron-Substitutionstherapie angeraten ist, sollten Sie mit Ihrem Gynäkologen besprechen. Diese Therapie ist heute ohne die früher oft geäußerten Bedenken vielseitig anwendbar und erfolgversprechend.

Zur Vorbeugung hat sich dieser *Kräutertee* bewährt:

40 g Cimicifuga
40 g Passionsblume
50 g Kamille
20 g Bergschafgarbe

Diesen Tee sollten Sie täglich ungesüßt trinken, um typischen Wechseljahresbeschwerden vorzubeugen.

Zur Ergänzung können Sie noch folgende *Tinktur* dreimal täglich einnehmen:

30 g Cimiciguatinktur
10 g Extractum Colae fluidi
30 g Passionsblumenextrakt
30 g Hopfenextrakt

Auch *Männer* haben in den Jahren körperlicher Umstellung mit mancherlei Beschwerden zu rechnen.

Ihnen empfehle ich deshalb zur Vorbeugung diesen *Tee:*

30 g Holunderblüten
40 g Passionsblume
20 g Hauhechelwurzel
20 g Melisse
30 g Thymian

Dieser Tee ist dreimal täglich warm zu trinken.

Bei *Leistungsabfall* sollten Männer und Frauen folgende *Tinktur* zu sich nehmen:

30 g Extractum Colae fluidi
20 g Ginsengextrakt
30 g Propolistinktur
20 g Passionsblumenextrakt

Diese Tinktur wirkt sich besonders bei streßbedingtem Leistungsabfall günstig aus. Sie hilft auch, seelische Tiefs leichter zu überbrücken.

Für Männer und Frauen gleichermaßen sind auch *warme Bäder* mit *Romarin-* und *Lavendelzusatz* geeignet.

Sowohl gegen allgemeinen Leistungsabfall als auch gegen Potenzverlust kann man mit einer *Ginsengtinktur* vorbeugen.

Gegen *Hitzewallungen* hat sich dieser *Tee* als hilfreich erwiesen.

40 g Silbermantel
30 g Ackerschachtelhalm
40 g Kamille
30 g Birkenblätter

Saftkuren zeitigen eine hervorragende prophylaktische Wirkung. Trinken Sie zwei bis drei Wochen lang täglich einen halben Liter Saft aus *roten Rüben* oder von *Trauben,* und wechseln Sie dann für weitere drei Wochen zu *Karottensaft* über.

Wetterempfindlichkeit

Viele Menschen glauben, daß gegen körperliche Beschwerden bei einem Wetterwechsel nichts zu machen sei. Es gibt Wetterfühlige, deren gesamtes Wohlbefinden ein bis zwei Tage vor einem Föhneinbruch völlig gestört ist. Die Funktionen des Körpers geraten dabei aus dem Gleichgewicht. Aber selbst diese Wetterüberempfindlichkeit muß nicht auftreten, wenn im voraus ein paar Punkte beachtet werden:

Zu empfehlen sind regelmäßige Gymnastikübungen und auch Sonnenbäder in vernünftigem Ausmaß. Morgens sollte man zehn Minuten lang warm baden, danach den Körper mit einer weichen Bürste kräftig massieren und dann ein paar Minuten kalt abduschen. Außerdem ist es gut, wenn Sie jeden Morgen einen Viertelliter *Sanddornsaft* mit Honig trinken.

Ergänzend sollte am Abend folgende *Tinktur* eingenommen werden:

50 g Hopfen
50 g Baldriantinktur

Diese Mischung gut durchschütteln und dreißig Tropfen einnehmen.

Tritt beim Wetterwechsel Müdigkeit auf, dann kann eine Mischung aus *Ginsengtinktur* und *Propolisextrakt* zu gleichen Teilen (je 50 Gramm) helfen. Dosierung: morgens fünfundzwanzig Tropfen auf nüchternen Magen.

Sollten Sie beim Wetterwechsel starke Kopfschmerzen bekommen, so helfen häufig *Fußbäder* mit *Fichtennadelextrakt*.

Zahnfleischentzündung

Die Ursachen einer Zahnfleischentzündung liegen meist in mangelhafter Mundpflege, aber auch unverträgliche Metalle im Mund können das Zahnfleisch angreifen. Darüber hinaus sind hormonelle Umstellungen, Mangel an Spurenelementen und eine falsche Ernährung schuld an Entzündungen der Mundschleimhäute und des Zahnfleisches. Eine Infektion kann durch tägliches Spülen der Mundhöhle mit einer Mischung aus *Salbei-* und *Kamillentee* verhindert werden. Zahnpasten mit *Myrrhe, Salbei, Kamille* und *Pfefferminze* sorgen bestens vor, daß erst gar keine Entzündungen entstehen können.

Vorbeugende *Tinktur:*

> *10 g Pyralvex*
> *10 g Myrrhetinktur*

Die Mischung hat eine dunkelbraune Farbe und schmeckt bitter.
Mit ihr ist das Zahnfleisch zweimal täglich einzureiben. Die Tinktur bildet einen braunen Film über den gefährdeten Stellen und
schützt dadurch das Zahnfleisch.

Zur Vorbeugung gegen *Parodontose* sollte der Mund zweimal
täglich etwa zehn Minuten mit einem Tee aus zwanzig Gramm
Eichenrinde und zwanzig Gramm *Ligusterrinde* gespült werden.

Zuckerkrankheit

Für die Zuckerkrankheit *(Diabetes)* sind folgende Symptome charakteristisch: Durst, körperliche Schwäche, trockener Mund und
vermehrte Harnausscheidung. Der Harn ist meist hell und wasser-
klar. Der ganze Körper ist anfällig für Ekzeme, Wunden, Abszesse,
Furunkel und Nervenentzündungen. Manchmal sind Gefühlsstö-
rungen in Armen und Beinen die ersten Anzeichen für diese
Krankheit.

Bei Frauen stellen sich häufig Menstruationsstörungen ein und
bei Männern oft Potenzprobleme. Bei zu hohem aber auch zu niedrigem Blutdruck treten zunächst Zustände von Verwirrtheit auf. In
besonders schweren Fällen kommt es zu Zuständen von Bewußtlo-
sigkeit.

Der Diabetes muß in jedem Fall von Ihrem Arzt diagnostiziert
und überwacht werden. Die ärztliche Therapie können Sie aber
durch Ihre Lebensweise entscheidend unterstützen.

Verursacht wird die Krankheit durch eine Störung der Bauchspeicheldrüse, die zuwenig Insulin absondert. Die angeborene
Form der Zuckerkrankheit ist sehr schwer zu behandeln. Die
zweite Form dieses Leidens wird häufig durch Übergewicht und
Bewegungsmangel begünstigt, und hier kann einiges zur Vorbeugung getan werden.

Bei der Diagnose muß deshalb zuerst danach gefragt werden, ob und wie stark eine familiäre Belastung vorliegt. Bei dem geringsten Verdacht auf diese Krankheit sollten Sie in der Apotheke Streifen zum Nachweis von Zucker im Urin erwerben. Stellt sich eine leichte Zuckerkrankheit heraus, genügt es, die Kost umzustellen. Dabei sind Kohlehydrate einzusparen und alle zuckerhaltigen Nahrungsmittel zu vermeiden.

Vorbeugung durch eine *vernünftige Lebensweise:*
Aufregung und Streß jeder Art sollten Sie möglichst vermeiden, denn jede seelische Belastung kann den Blutzucker in die Höhe treiben. Chronische Krankheitsherde müssen beseitigt werden, so sollten zum Beispiel alle Zähne genau untersucht werden, ebenso die Rachenmandeln. Hier können sich nämlich leicht Eiterherde verbergen. Eine sofortige Abstinenz von Alkohol und Nikotin ist unabdingbar. Besonders wichtig ist körperliche Bewegung, etwa *Radfahren, Schwimmen, Waldlauf* und *Langlauf.*

Ein *Kräutertee* zur Vorbeugung:

> *40 g Geißraute*
> *20 g Heidelbeerblätter*
> *30 g Salbei*
> *40 g Bohnenschalen*

Dieser Tee sollte mindestens über vier Wochen getrunken werden.

Anschließend ist er durch folgenden *Tee* zu ersetzen:

> *40 g Brennessel*
> *40 g Bergschafgarbe*
> *30 g Brunnenkresse*
> *10 g Tausendguldenkraut*

Diesen Tee können Sie unbedenklich über Jahre hin zweimal täglich trinken. Er ist ein ideales Mittel zur Abwendung der Zuckerkrankheit. Rechnen Sie pro Tasse einen Teelöffel der Kräutermischung, und lassen Sie das Ganze fünfzehn Minuten ziehen.

Vorbeugung durch *Selbsthypnose:*
Besonders bei einem Übergewicht von mehr als fünfzehn Kilogramm und bei familiärer Vorbelastung ist die Gefahr sehr groß, zuckerkrank zu werden. Es ist jedoch möglich, mit Hilfe der Selbsthypnose vorzubeugen. Dazu müssen Sie sich immer wieder auf folgende Gedanken konzentrieren. »Meine Bauchspeicheldrüse ist angenehm warm und gut durchblutet. Ich bin vollkommen ruhig und entspannt. Der ganze Bauchraum ist warm, und die Bauchspeicheldrüse arbeitet normal.«

Durch diese Übung wird Streß abgebaut, der nun den Zuckerstoffwechsel nicht mehr aus dem Gleichgewicht bringen kann. Ruhe, Entspannung, Harmonie sind die Grundlage für das normale Arbeiten aller inneren Organe.

Zwangsneurose

Auch gesunde Menschen haben Schuldgefühle, Ängste und Vorstellungen, die sich vorübergehend als persönlichkeitsfremd aufdrängen können. Bei *zwanghaften* Vorstellungen hingegen wird der betreffende Gedanke zwar kritisch abgelehnt, aber der Betroffene kann sich eben von diesem Gedanken nicht befreien. So wurde zum Beispiel eine fünfzigjährige Klosterfrau von der Vorstellung verfolgt, sie könnte allein durch Berührung geschwängert werden. Häufig tritt auch eine zwanghafte Vorstellung auf, wie – um ein anderes Beispiel zu nennen – die, daß alle Pflastersteine gezählt werden müßten. Würde einer ausgelassen, so könnte ein Unglück geschehen. Charakteristisch für die Zwangsgedanken ist es, daß diese bis zur völligen Erschöpfung wiederholt und zu Ende gedacht werden müssen. Der Zwangsneurotiker findet keine Ruhe, denn die perfekte, hundertprozentige Genauigkeit und Sicherheit existiert nun einmal nicht. Typisch ist daher die Äußerung eines jungen Zwangsneurotikers: »Ich lebe in einer andauernden Hetze und komme nie zurecht.«

Meistens stellen sich zu Zwangsgedanken auch Zwangshandlungen ein, zum Beispiel solche des Waschens, des Aufräumens, des

Überprüfens, des Zurechtrückens. Das Unterlassen einer Zwangshandlung löst heftige Angstzustände aus. Doch die Ausführung bringt nur eine augenblickliche Erleichterung. Besonders häufig tritt der Waschzwang auf, gefolgt vom Ordnungszwang. Es werden etwa Wäsche, Bücher, Manuskripte und Wertgegenstände fortwährend geordnet. Gefährliche Gegenstände wie Streichhölzer, Messer, Kerzen, Feuerzeuge und Werkzeuge werden gesucht und dann sicher verwahrt. Oder es muß mehrmals am Tag die Handtasche geöffnet und ausgeräumt werden, dann wird genau nachkontrolliert, ob die Gegenstände noch vollzählig vorhanden sind.

Zwangsneurosen sind eine Krankheit, die bei Männern dreimal häufiger auftreten als bei Frauen.

Sobald sich die ersten Anzeichen einer Zwangsneurose bemerkbar machen, muß unverzüglich eine Therapie eingeleitet werden. Nur so kann die Krankheit rechtzeitig gestoppt werden.

Es sollte täglich zweimal für jeweils zehn Minuten das *autogene Training* angewandt werden. Dadurch wird eine gleichgültigere Einstellung gegenüber den bedrängenden Gedanken erreicht. Besonders ist auf einen Zustand der Ruhe, Ausgeglichenheit, Schwere und Wärme zu achten. Dabei sollte intensiv gedacht werden: »Ich bin vollkommen ruhig. Vollkommen harmonisch, ausgeglichen. Ich stehe über den Dingen. Ich bin frei von jedem Zwang. Ich tue täglich mein Bestes und befreie mich von allen zwanghaften Gedanken.«

Folgender *Tee* hat sich bewährt:

> *50 g Passionsblume*
> *30 g Kamille*
> *40 g Melisse*
> *20 g Silbermantel*

Bei den geringsten krankhaften Anzeichen sollte dieser Tee täglich einmal schluckweise getrunken werden.

Einige Therapieformen

Aromatherapie

Hier werden die heilenden Eigenschaften von Kräuteressenzen, Tinkturen und bestimmten ätherischen Ölen genutzt. So wirkt beispielsweise Salbeiöl gegen Impotenz, Wacholderöl gegen Schwäche und Lavendel gegen zu hohen Blutdruck. Übelkeit, Erbrechen und Schwächezustände können durch Gerüche hervorgerufen, aber auch beseitigt werden. Diese Therapie mit ätherischen Ölen hat den Vorteil, vollkommen nebenwirkungsfrei und ungefährlich zu sein.

Atemtherapie

Das natürliche Atmen muß von vielen Menschen erst wieder er lernt werden. Nur durch richtiges Atmen wird genügend Sauer stoff im Körper aufgenommen und verwertet. Ausreichende Sauerstoffzufuhr bedeutet unter anderem Schutz vor Grippe und Erkältungskrankheiten. Durch tiefes Ein- und Ausatmen durch die Nase wird eine Harmonie im Körper erreicht. Richtige Atmung baut außerdem Spannungs- und Angstzustände ab, denn Unruhe und Angst sind immer mit schneller, unregelmäßiger Atmung verbunden. Eine Erleichterung bei der Atemtherapie wird mit dem respiratorischen Biofeedbackgerät geboten. Dieses Gerät mißt die Atembewegung und den Atemumfang. Über einen Lichtreiz wird der richtige Atemrhythmus leicht wieder erlernt.

Autogenes Training (Unterstufe und Oberstufe)

Ein stufenweise aufgebautes Training läßt den Körper wieder richtig funktionieren. Die Wärmeübung zum Beispiel reguliert die Durchblutung, die Schwereübung normalisiert den Muskeltonus, die Herzübung erleichtert die Herzarbeit, die Sonnengeflechtübung verbessert das Durchbluten der Bauchorgane und regelt die Unterleibsfunktionen. Durch die Stirnübung wird die Kopfdurchblutung verbessert und das Gedächtnis unterstützt.

Mit den Oberstufenübungen können bildhafte Vorstellungen trainiert, das Farbenerlebnis aktiviert und die räumliche Vorstellungsgabe entwickelt werden. Durch weitere Übungen sind krankhafte Charakterstrukturen günstig zu beeinflussen. Dabei kann sich die Persönlichkeit entwickeln und harmonisch entfalten.

Feinstrombehandlung

Mit Hilfe von Batterieströmen können Leitungsbahnen, Akupunkturmeridiane und köpereigene Ströme beeinflußt, gestärkt oder modifiziert werden. Krankheiten sind nämlich oft gleichbedeutend mit gestörten elektromagnetischen Verhältnissen im Körper. Anwendungsgebiete sind vor allem Darmträgheit, Depressionen, Müdigkeit, Antriebsschwäche, Infektionskrankheiten, verminderte Widerstandsfähigkeit des Körpers, Wetterempfindlichkeit, Gereiztheit, mangelhafte Konzentrationsfähigkeit und Gelenkbeschwerden, des weiteren Asthma, Artritis und Arthrosen.

Magnetfeldtherapie

Magnetpflaster sind an bestimmten Körperpunkten zu befestigen. Bereits nach einigen Tagen bessern sich zahlreiche Beschwerden wie Wetterfühligkeit, Föhnbeschwerden und Stimmungsschwankungen. Aber auch Entzündungen sprechen auf Magnetpflaster gut an und verschwinden nach wenigen Tagen. Die Punkte für die

Magnetpflaster müssen sorgfältig ausgewählt werden, um eine maximale Wirksamkeit zu erreichen. Nach einer Woche sind andere Punkte auszuwählen, damit ein Gewöhnungseffekt vermieden wird.

Wassertherapie

Schon im Altertum war die heilende Wirkung des Wassers bekannt und besonders von den Römern geschätzt. Durch die im kalten oder warmen Wasser gelösten Salze, Mineralien und Schwebestoffe lassen sich ganz verschiedene Krankheiten günstig beeinflussen. Thermalquellen, radioaktive und schwefelhaltige Quellen helfen bei den verschiedenen Krankheiten vorzüglich schnell und nebenwirkungsfrei. Kalte Auflagen und Wickel beeinflussen Erkältungskrankheiten, Entzündungen und Blutdruckschwankungen günstig. Warme Wickel bewähren sich bei Darm-, Magen- und rheumatischen Erkrankungen. Halswickel heilen Angina und Lymphdrüsenschwellungen schnell und sicher. Dampfbäder härten den Körper ab und verhindern lästige Infektionen. Schwefelbäder sind bei rheumatischen Erkrankungen zu empfehlen, Senfbäder bei Lungenleiden und Bronchitis. Obstessigbäder sind für die Haut und die Widerstandsfähigkeit des Körpers gut. Solebäder beseitigen Hautunreinheiten, Meersalzbäder führen dem Körper lebenswichtige Mineralien durch die Haut zu, dadurch werden verschiedene Stoffwechselerkrankungen günstig beeinflußt. Wechselbäder regen den Kreislauf an. Armbäder bewähren sich bei Gicht, Rheuma und Abwehrschwäche. Fußbäder helfen bei Kopfschmerzen, kalten Beinen und Schlafstörungen. Wechselfußbäder dienen der Abhärtung und beugen Erkältungskrankheiten vor. Saunabäder härten den Körper ab und entschlacken problemlos.